LOS SECRETOS DE UN CUERPO EN FORMA

ALEJANDRO GIL GÓMEZ

Índice

Capítulo 3. Cómo perder grasa y definir/tonificar.........74

Introducción

Existen demasiados métodos, máquinas de TV, productos, pastillas, suplementos, fajas, geles, dietas de revista y rutinas de infomerciales que prometen adelgazar, tonificar o ganar masa muscular. La gente los compra y los prueba, pero sin nunca lograr los resultados prometidos. Luego, van por el siguiente producto con la esperanza de que, esta vez, sí sirva de algo, repitiendo el ciclo una y otra vez, sin nunca acabar y sin nunca obtener los resultados esperados.

Definitivamente, algo está mal. Es lógico. Esto nos lleva a plantearnos las siguientes interrogantes:

- ¿Cómo es posible que existan tantos productos para adelgazar que no funcionen?

- ¿Realmente no funcionan los productos o es que estamos haciendo algo mal?

- ¿Cómo hay personas que sí logran el cuerpo soñado y otros que ni cerca?

- ¿Qué hace la gente que progresa que no hace la gente que no progresa?

- ¿Qué estamos ignorando?

- ¿Cuáles son los secretos para lograr un cuerpo en forma que no nos dicen?

- ¿Qué tengo que hacer para lograr resultados yo también?

Yo también tuve todas estas interrogantes. Yo también pasé por lo que tú pasas ahora y también estuve en tus zapatos. Sé lo que se siente intentarlo todo sin lograr nada, sentir que el esfuerzo fue en vano y, además, tener que soportar burlas de otras personas. Saber lo que sé ahora no ha sido de la noche a la mañana. Me ha tomado muchos años de estudio, práctica y experiencia entenderlo, para poder ahora utilizarlo no solo para mí mismo, sino para ayudar a los demás. Soy licenciado de la Facultad de Ciencias de la Universidad Central de Venezuela y, como todo científico, pienso que la verdad no se negocia. Considero que el conocimiento debería ser libre, universal y accesible para todos. Estoy totalmente en contra de la manipulación de la verdad con fines comerciales o de cualquier tipo, como suelen hacer actualmente muchas personas y empresas porque no les conviene que sepas la verdad. Pero eso se acabó.

En este libro te revelaré todos los secretos que nunca te han dicho. Será tu puerta hacia un mundo nuevo que, por los momentos, es totalmente desconocido para ti. No daré vueltas, seré lo más práctico y sencillo posible, yendo al grano de una forma fácil de entender por todos, incluso, hasta con los temas más complejos. Conocerás el porqué de cada cosa. Entenderás por qué no has logrado progresar nunca. Serás capaz de responderte todas las interrogantes antes expuestas y acabar, de una vez por todas, con la barrera de desconocimiento que te tiene preso en un cuerpo y en un estado de salud que no te mereces, porque has puesto durante mucho tiempo toda tu energía, motivación y enfoque en mejorarte a ti mismo para convertirte en tu mejor versión, solo que sin resultados. ¿Quién no se desmotiva así? Es prácticamente imposible no sentirse desanimado luego de haberlo intentado todo, sin lograr nada. No te eches la culpa, porque no la tienes. Lo importante es que ya no te seguirá sucediendo. Te doy mi palabra y pongo mi reputación como fe de ello. Si lees este libro completo y con calma, prestando atención a cada detalle, te garantizo que lograrás llegar tan lejos como te lo propongas. Te mereces tener el cuerpo y la salud que siempre soñaste y lo vas a lograr. Cientos de miles de personas que me leen diariamente están progresando, así como también muchísimas otras personas que he ayudado con mi asesoría fitness durante los últimos diez años. Tú no serás la excepción. Lo único que necesitas es continuar leyendo este libro.

¡Bienvenido a un mundo nuevo!

Capítulo 1. Revelando los secretos

Los secretos realmente no son secretos

Nos han hecho creer durante años que tener un cuerpo en forma es algo únicamente para las personas afortunadas que conocen los secretos para lograrlo. Sin embargo, realmente no es así. No existen secretos, solo que eso es lo que te han hecho creer para que no te molestes en buscar las verdades en donde tienes que buscarlas y así compres cada nuevo producto que sale al mercado que te venden como el secreto revelado, pero sin nunca revelártelo de verdad. Han hecho un lavado de cerebro masivo a través de campañas por TV, comerciales, infomerciales, productos, anuncios publicitarios y marketing, para hacerle creer a las personas que lograr un cuerpo en forma es algo que depende de productos. Algo que solamente puedes lograr si compras lo que te venden.

Basta con que cualquier persona logre adelgazar para que todos sus amigos, conocidos y entorno social le empiece a preguntar con qué producto lo logró; o como también sucede con cualquier artista o figura pública que tenga un cuerpo en forma, que la gente no para de preguntarle cuál es su secreto para estar así, ¡como si se tratara de secretos! Nuestras mentes han sido programadas con todas estas campañas mediáticas para creer que un cuerpo en forma depende de secretos y de productos, cuando no es así.

Todo está en la ciencia

La ciencia tiene todas las respuestas, solo que aún no las conocemos todas. Lo que la ciencia no pueda explicar es porque todavía no lo ha podido hacer, no porque no exista explicación como tal. La ciencia está avanzando constantemente a medida que vamos haciendo nuevos descubrimientos que nos permiten entender cada vez mejor todo lo relacionado con la vida y el universo.

El fitness no se escapa de ello. También radica en la ciencia, en la convergencia de diferentes áreas de conocimiento científico como la nutrición, anatomía, fisiología, biomecánica y otras. Lograr el cuerpo en forma que siempre has querido no es cuestión de secretos ni de productos, es cuestión de entender la ciencia detrás de ello, la cual es ignorada por la mayoría de las personas que solo buscan soluciones en productos y secretos que no existen. El fitness es algo que se estudia.

Si te enfermas, ¿comprarías el producto milagroso que ofreció un curandero en infomerciales de TV para curarte? No, irías al médico que estudió para eso. Si tu coche se avería, ¿irías a donde un mago para que te lo resuelva? No, irías a donde un mecánico que estudió para eso. Entonces, si tienes sobrepeso, obesidad, o si simplemente quieres lograr un cuerpo en forma, ¿qué haces buscando productos de infomerciales de TV en lugar de acudir al profesional que estudió para eso? Ya con esto debes estar empezando a entender por qué nunca has progresado.

Has estado haciendo todo, menos lo que tienes que hacer

Muchas personas llegan a pensar que son un caso especial de la naturaleza y que hagan lo que hagan, no van a progresar. Sin embargo, esto no es cierto. Es una creencia falsa, totalmente influenciada por la frustración de haber probado todo tipo de productos para adelgazar, sin haber tenido éxito.

No eres un caso especial de la naturaleza. El hecho de que hayas probado cientos de productos diferentes para adelgazar y nunca lo hayas logrado no quiere decir que hagas lo que hagas no vas a progresar. Quiere decir que has estado haciendo todo, menos lo que realmente tienes que hacer.

Persiguiendo por siempre lo inalcanzable

A las empresas que venden productos para adelgazar no les conviene que adelgaces. La lógica nos dice que, si el producto funciona, mejor le irá a la empresa porque generarán más ventas, mientras que, si el producto no funciona, a la empresa le iría mal porque no generarían tantas ventas, ¿cierto? Bueno, en principio sí. Al menos, así debería ser. Si el producto realmente funcionase, se generarían demasiadas ventas, lo cual sería genial para la empresa, pero… ¿Y luego? ¿Qué va a pasar cuando ya todos adquieran el producto y hayan adelgazado? Se acabó el negocio.

Es más rentable para estas empresas vender algo que no se venda tanto en primera instancia, pero el día de mañana venderte otro producto y, pasado mañana, otro. Así sucesivamente, por siempre. Generando menos ventas por producto, pero vendiendo miles de productos diferentes, día tras día, mes tras mes, año tras año, porque la gente los sigue comprando.

La gente siempre va a estar buscando resultados. Si un producto no les funciona, ni siquiera se esfuerzan en entender por qué no funcionó, ni tampoco se interesan en ver que fueron engañados. La desesperación por adelgazar los lleva a caer en el próximo engaño del siguiente producto y volver a comprar. Un círculo vicioso sin fin.

Cada campaña publicitaria de cada producto nuevo siempre intenta desmentir lo anterior y mostrarse como "lo revolucionario", "lo más nuevo", "lo que sí te va a funcionar", "la tecnología más avanzada". Incluso, hasta usan palabras técnicas que ni siquiera se entienden y que, en el fondo, realmente no tienen ningún significado. Son solo para que tú pienses "wow, eso suena increíble. Debo comprarlo". Algo estilo: "Basta ya de productos del pasado. Con esta nueva tecnología NanoUltraPXTech999-54D, las fibras moleculares de sus componentes generarán un estado energético calórico invisible que te hará quemar mucha grasa en cada ciclo oxidativo". Lo cual no tiene ningún sentido, pero te lo creíste y lo compraste. ¿Y adivina qué? Tampoco te va a funcionar.

Algo importante que también debes saber, es que un hecho no puede ser desmentido, así sea algo demostrado hace miles de años, porque justamente eso es lo que lo caracteriza: que no se puede cambiar, es así y punto, no valen las opiniones. La ciencia constantemente está avanzando, sí. Se hacen constantemente nuevos descubrimientos que cambian creencias del pasado, sí. Pero lo que es un hecho, es un hecho. Lo que está demostrado, siempre lo será y nunca cambiará. Una creencia es otra cosa. Por ejemplo, antes, muchas personas creían que La Tierra era plana. Eso no era un hecho, era una creencia. Luego, se pudo demostrar que es redonda y, eso, sí lo es. El día de mañana no puede venir nadie a decir que no es cierto, porque es algo indiscutible. El que lo hace, es por ignorancia y por no entender la ciencia. Sin ánimos de ofender a nadie, pero es la verdad. Ahora bien, que el universo se creó en el Big Bang, por ejemplo, no es un hecho, es una teoría. Es lo que gran parte de la comunidad científica cree que sucedió, de acuerdo a los descubrimientos y conocimientos que se tienen hasta ahora, pero no hay una seguridad sobre ello, por lo cual, el día de mañana, podría cambiar. ¿Entiendes la diferencia entre "hecho" y "teoría"? Las teorías se discuten. Los hechos, no.

¿A qué quiero llegar con esto? A que la nutrición y el entrenamiento físico, al ser una ciencia, está basada también en hechos y en teorías. Hay bases fundamentales que la sustentan y que nunca van a cambiar porque son hechos científicos, así sea algo de hace 50 años. Así como también hay teorías sobre otros aspectos. Las campañas publicitarias que intentan venderte un producto mostrándose como lo "revolucionario", que desecha el conocimiento anterior que se tiene sobre la nutrición por ser algo "antiguo", incluyendo los hechos, es algo que obviamente no tiene ningún sentido por lo que expliqué anteriormente, pero la gente cae en la manipulación y compra, que al final es lo que les interesa.

Te mantienen persiguiendo por siempre algo que nunca vas a alcanzar. Es como que hayas pescado algo con tu caña de pescar, la cual aún sostienes en tus manos, con el pez colgando al otro extremo de ésta, y que trates de agarrar el pez caminando hacia él, mientras sigues sosteniendo la caña con tus manos. Obviamente nunca lo alcanzarás porque se moverá con la caña a medida que tú también te mueves con ella, sujetándola.

Se aprovechan de la flojera y desesperación de la gente

Algo que caracteriza a la mayoría de las personas en este ámbito son tres cosas: la flojera, la frustración y la desesperación. Se sienten frustrados por haber intentado de todo y no haber logrado el cuerpo ni la salud que desean, lo cual detona la desesperación por alcanzarlo, la cual crece cada día más a medida que van empeorando.

Esto sumado a la flojera, tanto para hacer ejercicio como para leer sobre el tema y la ciencia detrás de ello, hace que el cerebro busque tomar las decisiones más fáciles, como intentar con un nuevo producto. Y así es como seguimos con el círculo vicioso, persiguiendo lo inalcanzable a medida que se vacían los bolsillos.

Te dicen verdades para venderte mentiras

Algo que también suelen hacer este tipo de empresas, e incluso muchas de suplementos, es decirte cosas que son ciertas, pero que te hacen creer algo que no lo es, haciendo que compres. Legalmente no te mintieron, pero en tu mente compraste engañado, creyendo cosas que no son. Por ejemplo, te dicen que las proteínas son los bloques que construyen nuevos tejidos musculares, lo cual es cierto, y te venden un polvo de proteína. ¿Tú que concluyes en tu mente? Que si compras ese polvo de proteína construirás masa muscular, pero esto no es cierto. Para que construyas masa muscular no solamente necesitas ingerir proteínas, también necesitas suficientes carbohidratos, grasas y calorías en un balance adecuado de acuerdo a tu requerimiento nutricional. Además, necesitas ingerir cierta cantidad de proteína total al día para que ello sea posible, lo cual no alcanzarás con un polvo de proteína. Éste, si acaso, solo contribuiría al 10-20% de la proteína que requieres diariamente. El resto te lo debe aportar tu dieta durante todo el día. De hecho, tampoco te dicen que las mismas proteínas del producto que te quieren vender, las puedes obtener de forma natural de los mismos alimentos. No te dicen, por ejemplo, que con tan solo 100g de pollo obtienes los mismos 25g de proteína que te provee una medida clásica de cualquier polvo de proteína. Tú, al final, te hiciste una película mental en la que creías que estabas tomando una poción mágica y por eso fue que terminaste comprando. Es decir, fuiste manipulado.

Esto no solo aplica a los productos de proteínas. También aplica para una infinidad de productos de todo tipo relacionados con la salud, dieta y la pérdida de peso.

Es absurdo pensar en métodos de revista

Si te enfermas de algo, pasan los días y no te curas, ¿harías el tratamiento que dice una revista sin tener idea de lo que tienes? No, ¿verdad? Irías al médico para que te haga una evaluación, realice el diagnóstico y prescriba el tratamiento que corresponda. Bien, entonces, ¿qué te hace pensar que, si presentas sobrepeso u obesidad, vas a poder salir de ello haciendo métodos genéricos de revista? Necesitas hacerte una evaluación con un profesional calificado que pueda identificar las causas del sobrepeso u obesidad que presentas, para poder darte la solución que necesitas, porque es algo que depende de cada persona.

No es fácil, pero tampoco es difícil

Lograr el cuerpo que estás buscando y que sea reflejado de una salud óptima no es algo fácil, pero esto tampoco quiere decir que sea difícil. Ésta es otra de las creencias infundadas que nos han metido en la cabeza con tanta desinformación mediática para manipularnos y vendernos productos inútiles. Tratan de lavarte el cerebro haciéndote pensar que la única forma de lograr un cuerpo es forma es sufriendo horas en el gimnasio, lo cual representa una idea de terror para cualquiera (a nadie le gustaría pasar horas sufriendo en el gimnasio), o simplemente comprando el producto que te ofrecen, que representa la solución fácil. Claro, obviamente así todos tomarían la solución fácil, no solo porque sea fácil, sino porque les asusta la solución difícil. Lo que no te dicen es que ninguna de las dos funciona. Ni el producto que te venden ni pasar horas en el gimnasio sufriendo te harán progresar. Solo quieren crearte conceptos errados en la mente que te asusten, para que huyas de ellos y vayas directo a la "solución perfecta" que te ofrecen. Una gran manipulación.

La verdad es que lograr un cuerpo en forma realmente no es difícil. Como siempre digo: no se trata de trabajar duro, sino de trabajar inteligentemente. Tampoco es fácil porque, obviamente, requiere compromiso. No es algo mágico de un día para otro, pero no necesitas pasar horas en el gimnasio hasta sentirte mareado, ni sentir dolor, ni estar sufriendo, ni pasando hambre, ni dejando de comer lo que te gusta. Todas éstas son creencias sin fundamento real. Solo fueron inventadas para asustarte y que busques lo fácil.

Falsas creencias y mitos típicos de gimnasio

Te voy a mencionar a continuación varios mitos típicos y creencias equivocadas que podemos escuchar en cualquier gimnasio o centro deportivo. Seguramente te sientas familiarizado con muchas de ellas.

- Comer grasa te hace almacenar grasa. FALSO.

- Los alimentos integrales no engordan. FALSO.

- Los alimentos light no engordan. FALSO.

- Comer pollo a la plancha con ensalada adelgaza. FALSO.

- Sudar es quemar grasa. FALSO.

- La grasa se puede eliminar de forma localizada. FALSO.

- Las fajas abdominales te hacen reducir grasa abdominal. FALSO.

- Perder peso significa perder grasa. FALSO.

- Necesitas hacer ejercicios cardiovasculares para adelgazar. FALSO.

- Necesitas hacer ejercicio para adelgazar. FALSO.

- Hacer pesas, si tienes sobrepeso, hace que se endurezca la grasa. FALSO.

- La grasa se convierte en músculo y viceversa. FALSO.

- Hay alimentos, como la leche de almendras y la quínoa, que no engordan porque son fitness. FALSO.

- Hay proteínas para aumentar músculo, para adelgazar, para definir y tonificar. FALSO.

- Si buscas adelgazar, entonces tu suplemento de proteína debe ser 0 carbohidratos. FALSO.

- Si eres mujer y haces pesas, te pondrás musculosa como un hombre. FALSO.

- Los carbohidratos en la noche engordan. FALSO.

- El ayuno intermitente adelgaza. FALSO.

- Hacer abdominales reduce el abdomen. FALSO.

- Hacer abdominales define el abdomen. FALSO.

- Muchas repeticiones con poco peso definen el músculo. FALSO.

- Debemos usar cinturón todo el tiempo cuando alzamos pesas. FALSO.

- Dormir es de flojos. Debemos madrugar y levantarnos a las 5:00 am para ir a entrenar. FALSO.

- Lo que es saludable no engorda. FALSO.

- Lo que es natural es saludable. FALSO.

- Lo que es natural no engorda. FALSO.

- Comer ensalada y jugos verdes adelgaza. FALSO.

- Tomar agua con limón en ayunas adelgaza. FALSO.

- Comer pizza, chocolate y hamburguesas engorda. FALSO.

- Hay que beberse los huevos crudos en la mañana para ponerse musculoso. FALSO.

- Agregar huevos crudos a las merengadas caseras hace que ganes músculo. FALSO.

- La miel es un excelente sustituto del azúcar porque es natural. FALSO.

- La fructosa no engorda porque es el azúcar natural de las frutas. FALSO.

Al terminar de leer este libro, entenderás perfectamente por qué cada una de estas creencias están equivocadas. Tendrás una base de conocimiento integral en las ciencias involucradas en el fitness, que te permitirán identificar lo que es cierto y lo que no. Podrás indagar con mayor precisión en los temas que más te interesen. Entenderás todo muchísimo mejor. Podrás identificar a los típicos charlatanes de gimnasio que, con mucha arrogancia y con sus cuerpos llenos de esteroides, siempre tienen algo que decir. Podrás darte cuenta de cuándo alguien realmente sabe del tema y cuándo no.

De todas maneras, en la sección final de libro, luego de haberte dado todos los conocimientos y herramientas que necesitas, volveré a enumerar cada uno de estos mitos con su respectiva explicación y verás cómo tu mente hará *click* y todo empezará a cobrar sentido, entrando a un mundo totalmente nuevo que antes no conocías. Así que no te preocupes.

¡Entremos ahora en materia!

Capítulo 2. La base de todo. Conceptos claves

Macronutrientes, micronutrientes y calorías

Los macronutrientes son los nutrientes principales que requerimos para vivir: proteínas, carbohidratos y grasas. Cumplen funciones vitales en el organismo y nos aportan la energía (calorías) que necesitamos. Éstos los necesitamos en cantidades abundantes. Por otra parte, los micronutrientes son elementos esenciales que también necesitamos para vivir: principalmente vitaminas y minerales, cumpliendo ciertas funciones vitales, pero, a diferencia de los macronutrientes, no aportan energía (calorías) y solo los necesitamos en muy pequeñas cantidades.

Las proteínas y los carbohidratos aportan 4 Kcal/g (4 kilocalorías por gramo), mientras que las grasas aportan 9 Kcal/g. Esto no quiere decir que éstas engorden más. Eso lo vamos a explicar más adelante. Por otra parte, es bueno hacer notar también que cuando la gente normalmente habla de calorías en los alimentos, realmente se refiere a kilocalorías. 1000 cal = 1 Kcal, es decir, mil calorías equivalen a una kilocaloría, pero coloquialmente se le dice una caloría, lo cual realmente no es correcto, pero es aceptado. Por ejemplo, una manzana puede aportar alrededor de 100 Kcal, es decir, 100 kilocalorías.

Sin embargo, escucharás a la gente y a los profesionales del área hablar de 100 calorías.

Proteínas y aminoácidos

Las proteínas son moléculas formadas por cadenas de aminoácidos, involucradas en muchos procesos vitales. Son imprescindibles para la vida. Nadie puede sobrevivir al largo plazo sin ingerir proteínas. Comúnmente y de forma coloquial, en el ámbito del fitness, se les describe como los ladrillos que construyen los tejidos musculares. Recuerda que nuestra masa muscular está compuesta principalmente por proteínas y agua.

Cada vez que ingerimos proteínas como, por ejemplo, al comer carne, pollo, pavo, cerdo, pescado, huevos, derivados de la soya, algunos lácteos, algunos suplementos, entre otros, en el proceso de digestión se rompen los enlaces que unen a los aminoácidos que las componen y los asimilamos de forma independiente, para luego volver a ser enlazados en forma de proteína humana que pueda ser aprovechada por nuestro organismo. Básicamente, cada vez que comemos proteínas en cualquiera de sus formas, estamos ingiriendo aminoácidos en grandes cantidades.

Es importante destacar también que ningún alimento es proteína como tal, sino que las aportan, que es diferente. Casi todos los alimentos que existen aportan los tres macronutrientes (proteínas, carbohidratos y grasas), solo que en mayor o menor medida. Es por eso que los alimentos se suelen clasificar como fuentes de proteína, o fuentes de carbohidratos, o fuentes de grasa, de acuerdo a las proporciones porcentuales de cada macronutriente que contengan.

Por ejemplo, entre los alimentos más comunes y considerados como fuentes importantes de proteínas, podemos encontrar los siguientes:

- Carne de res.

- Pollo.

- Pavo.

- Cerdo.

- Huevos.

- Pescados.

- Mariscos.

- Algunos lácteos.

- Proteína de suero de leche.

- Proteína de soya.

- Algunos derivados de la soya.

Una porción de 100g de carne aporta alrededor de 20g de proteína y entre 3 y 20g de grasa, dependiendo de lo magro del corte. Por eso no podemos hablar de que un alimento es proteína, grasa o carbohidrato, porque no es así.

Por ejemplo, una porción de 100g de yogur natural clásico, suele aportar comúnmente 4g de proteína, 4g de carbohidratos y 4g de grasa. Los tres macronutrientes en la misma medida. Estas proporciones pueden variar radicalmente de un extremo a otro entre una marca y otra, así como entre un tipo de yogur y otro. Hay yogures que por 100g aportan 15g de proteína, 0g de grasa y 0g de carbohidratos, mientras que hay otros que aportan 3g de proteína, 10g de grasa y 10g de carbohidratos, como también hay otros que aportan 3g de proteína, 30g de carbohidratos, 5g de grasa. Pueden variar muchísimo, por eso es importantísimo siempre leer las tablas nutricionales.

Carbohidratos

Los carbohidratos son moléculas conformadas principalmente por átomos de hidrógeno y carbono. De allí su nombre: hidratos de carbono. Su función es aportarnos energía, aunque claro, las proteínas y las grasas también aportan energía (calorías), solo que éstas cumplen otras funciones vitales principalmente, mientras que los carbohidratos cumplen funciones principalmente energéticas.

Existen diversos tipos de carbohidratos, pero para no entrar en detalles que pueden volver la lectura muy compleja, lo mantendré de la forma más sencilla posible.

Así que vamos a enfocarnos principalmente en carbohidratos complejos y carbohidratos simples. Los carbohidratos complejos, normalmente, se consideran carbohidratos saludables porque aportan cadenas largas de glucosa (una estructura molecular más compleja) junto con fibra y micronutrientes (vitaminas y minerales). Por otra parte, los carbohidratos simples cuentan con una estructura molecular más simple que permite una absorción más rápida. Por ejemplo, muchas frutas aportan carbohidratos simples como la fructosa, pero también hay otras que aportan carbohidratos complejos (cadenas de glucosa). El azúcar de mesa (sacarosa), por ejemplo, es la combinación de dos azúcares simples: glucosa y fructosa; y no aporta ni fibra ni micronutrientes. Por eso se considera que tiene un valor nutricional nulo (calorías vacías).

Los carbohidratos complejos generalmente tardan más tiempo en absorberse con la digestión, por lo cual mantienen los niveles de azúcar y de energía estables por más tiempo. Por eso, la mayor parte de los carbohidratos de nuestra dieta deben ser complejos.

Ambos tipos de carbohidratos los necesitamos en nuestra dieta, pero en diferente medida. La Organización Mundial de la Salud (OMS) recomienda ingerir aproximadamente 25g de azúcares simples libres por día. Es decir, una cucharada y media de azúcar blanco por día, aproximadamente. Tan solo una lata de 355ml de cualquier gaseosa tradicional o zumo envasado te aporta alrededor de 40g de azúcar. Ya con esto te puedes ir haciendo una idea de los excesos que tienes diariamente en tu dieta. Esto sin mencionar el azúcar que, ya de por sí, te aportan también los mismos alimentos en diferente medida, de acuerdo al perfil nutricional de cada uno.

Glucógeno muscular y glucógeno hepático

Los carbohidratos se almacenan en el organismo en forma de glucógeno muscular y glucógeno hepático. Son nuestras reservas energéticas para esfuerzos físicos importantes. Mientras mayor sea la intensidad del esfuerzo, mayor demanda de energía tendremos y mayor será el gasto del glucógeno.

El glucógeno muscular está destinado a cumplir funciones energéticas para esfuerzos físicos exigentes, como cuando alzamos pesas o hacemos una carrera a alta velocidad, mientras que el glucógeno hepático es un almacén de carbohidratos para mantener estables los niveles de azúcar en sangre (glicemia). Cuando por cualquier motivo la glicemia se encuentra por debajo de lo normal, el glucógeno hepático libera azúcar para reestablecerlo.

Ambas reservas son limitadas. El glucógeno muscular puede aportar energía por hasta 90 minutos de entrenamiento de media-alta intensidad aproximadamente, como por ejemplo una carrera de 10 Km, aunque claro, esto depende del atleta. Cuando las reservas encuentran reducidas, como, por ejemplo, luego de una carrera o una sesión intensa de entrenamiento, los carbohidratos ingeridos en las horas posteriores, se almacenarán en forma de glucógeno hasta llevarlos al tope de su capacidad. Cualquier exceso que lo sobrepase, se almacenará como grasa corporal, que también es otra forma de almacenamiento de energía (calorías) de los alimentos que no utilizamos, solo que alcanza para muchísimo más tiempo.

Grasas

Las grasas son nutrientes que, a pesar de aportar más energía/calorías (9 Kcal/g) que los carbohidratos (4 Kcal/g) y las proteínas (4 Kcal/g), cumplen funciones principalmente hormonales y metabólicas. También son necesarias para la absorción de algunas vitaminas, como la vitamina A, D, E y K.

Para mantener un balance hormonal y metabólico adecuado en el organismo, que nos permita alcanzar cualquier objetivo que nos propongamos, debemos aportarle suficientes grasas a través de la dieta, pero sin caer en excesos.

Las grasas se clasifican principalmente en saturadas e insaturadas. Los alimentos que contienen grasa suelen aportar ambos tipos de grasa en conjunto, solo que generalmente, uno en mayor medida que otro.

Las grasas saturadas se obtienen principalmente de alimentos de origen animal y suelen ser sólidas a temperatura ambiente, mientras que las insaturadas se obtienen principalmente de alimentos de origen vegetal y son líquidas a temperatura ambiente. Tanto las saturadas como las insaturadas las necesitamos para vivir.

Las insaturadas se dividen en poliinsaturadas y monoinsaturadas. Las poliinsaturadas se encuentran más que todo en aceites vegetales como el de girasol, maíz y soya, que son frecuentemente utilizados para cocinar. Estos aceites se consideran saludables siempre que no se cocine con ellos. Contienen ácidos grasos omega-3 y omega-6 y ayudan a reducir el colesterol LDL, mejor conocido coloquialmente como "colesterol malo". Sin embargo, esto aplica cuando se consume crudo (sin calentar). Estos aceites poliinsaturados no son muy resistentes al calor, por lo que, al cocinarse con ellos, se convierten en algo nocivo para la salud.

Las grasas monoinsaturadas son coloquialmente conocidas como las "grasas saludables". Disminuyen el colesterol LDL ("colesterol malo") y aumentan el colesterol HDL ("colesterol bueno"). Se encuentra principalmente en el aceite de oliva, aguacate y nueces.

Tanto las grasas saturadas, como las poliinsaturadas y las monoinsaturadas las necesitamos para vivir y para gozar de una salud óptima, siempre que se consuman en un balance adecuado. Se recomienda que las grasas saturadas no superen el 10-20% de la ingesta total diaria de grasa. Del restante en insaturadas, se recomienda que la mayoría sean monoinsaturadas.

Existe también otro tipo de grasa que la gente suele consumirla a diario, en grandes cantidades y que realmente no necesitamos: las grasas trans. Son grasas alteradas químicamente mediante un proceso denominado hidrogenación. Son muy malas para la salud, reducen el colesterol HDL y aumentan el colesterol LDL. Se encuentran principalmente en margarinas, galletas, pastelería y bollería industrial. Estas grasas deben evitarse a toda costa. Representan un gran peligro para la salud.

Grasa corporal

Solemos pensar que la grasa que comemos en la dieta se va directo a nuestra grasa corporal, porque claro, parece lógico, pero realmente no lo es. La grasa corporal es algo muy diferente a la grasa que ingerimos.

La grasa que ingerimos a través de la dieta es un macronutriente que cumple funciones nutricionales, mientras que la grasa corporal es la forma como almacenamos las calorías de los alimentos que no utilizamos. Es decir, los excedentes calóricos, provengan de lo que provengan (proteína, carbohidrato o grasa) serán almacenados como grasa corporal. Es por ello que es una reserva energética. Cada kilogramo de grasa corporal nos puede aportar aproximadamente 7000 Kcal de energía, es decir, 7Kcal/g.

Cuando a través de la dieta no aportamos suficientes calorías, nuestro cuerpo obtiene el restante a partir de sus propios tejidos corporales: su masa muscular y su grasa corporal. Por eso es que se dice que en períodos de hambruna el cuerpo se alimenta de sí mismo, consumiendo sus propios músculos y su grasa corporal.

Por esto justamente es que debes evitar cualquier plan de alimentación sin una previa evaluación personal, con el que simplemente comas menos, como las dietas genéricas de revista o los métodos de sustituir comidas por batidos o productos nutricionales. Estos esquemas de alimentación simplemente se basan en generar un déficit calórico, es decir, ingerir menos calorías al día de las que se requieren, para así obligar el cuerpo a obtener el restante consumiéndose a sí mismo y, de esta manera, perder peso. El problema es que así no solo perderás grasa sino también masa muscular, aumentando la flacidez, incrementando la celulitis, disminuyendo el tono muscular, reduciendo la fuerza y ralentizando el metabolismo, yendo directo a un efecto rebote más adelante con el que terminas recuperando en grasa lo que perdiste en músculo, culminando mucho peor que al inicio, obviamente.

Leyes fundamentales del balance energético

La base fundamental de la nutrición para cualquier persona que desee perder, ganar o mantener su peso, es el balance energético (calórico) diario. Es decir, la relación entre las calorías que ingieres y las que gastas. Existen 3 posibles casos:

- Ingesta calórica menor al gasto calórico.

- Ingesta calórica igual al gasto calórico.

- Ingesta calórica mayor al gato calórico.

En el primer caso habrá pérdida de peso. En el segundo, se mantendrá el peso. En el tercero, habrá aumento de peso.

Cuando ingieres menos calorías de las que gastas, o cuando gastas más calorías de las que ingieres (es lo mismo), estás generando un déficit calórico, es decir, un diferencial de calorías que no le estás aportando a tu cuerpo a través de la dieta. Falta energía. Esto obligará a tu cuerpo a obtenerla degradando sus propios tejidos corporales (músculo y grasa), los cuales obviamente pesan. Es por ello que perderás peso.

Cuando ingieres las mismas calorías que gastas, estás en un balance calórico perfecto. No falta ni sobra nada, así que tu peso se mantendrá.

Cuando ingieres más calorías de las que gastas, o cuando gastas menos calorías de las que ingieres (es lo mismo), estás generando lo contrario a un déficit calórico, es decir, un superávit calórico, que no es más que un exceso de calorías que tu cuerpo está recibiendo, las cuales almacenará como grasa corporal o las empleará para construir masa muscular, o las dos cosas.

No existen alimentos que engorden o adelgacen

No existen alimentos que tengan la facultad automática por sí solos de hacerte adelgazar o ganar grasa corporal, ni tampoco aumentar masa muscular. Comer una ensalada con pollo a la plancha no hará que se pierda grasa corporal, así como comer una hamburguesa con papas fritas tampoco hará que se gane grasa corporal, así como tampoco tomarte una proteína en polvo hará que ganes masa muscular, ni tomar leche de almendras con quínoa y semillas de chía hará que te vuelvas fitness.

Ganas peso cuando ingieres más calorías de las que gastas y pierdes peso cuando ingieres menos calorías de las que gastas, independientemente de los alimentos que hayas escogido. Es tu dieta durante todo el día la responsable del aumento o reducción de tu peso corporal. Si te excedes en las calorías que necesitas diariamente, así estés tomando leche de almendras y comiendo quínoa todo el día, igualmente ganarás grasa corporal.

No basta con comer saludable

Es fundamental entender que, sea cual sea el alimento que se coma, éste simplemente va a aportar proteínas, carbohidratos, grasas y calorías en determinadas cantidades y proporciones. Es decir, independientemente de las diferencias entre cada alimento o cada combinación de los mismos, todo al final se traduce en cierta cantidad de proteínas, carbohidratos, grasas y calorías, que se están ingiriendo en ese determinado momento.

Los alimentos considerados no saludables, tal como: ultra-procesados, comida chatarra, entre otros, normalmente suelen ser altos en calorías por aportar grasas y/o carbohidratos (azúcar principalmente) en altas proporciones, pero muy bajos en micronutrientes y fibra. Por eso normalmente se cree que engordan, aunque en realidad no sea así. Ingerir alimentos de este tipo, hace que tiendas a exceder tus requerimientos calóricos diarios porque con menos cantidad ingerida recibes más calorías, lo cual hace que tiendas a ingerir excesos calóricos para poder saciarte. Mientras que, en el caso de los alimentos saludables, generalmente (no siempre) éstos suelen ser menos calóricos, por lo que tenderás a sentirte saciado con una menor ingesta calórica, ya que podrás comer mayores cantidades de estos alimentos. Sin embargo, es importante dejar claro que igualmente se pueden alcanzar excesos calóricos comiendo alimentos saludables, que igualmente se almacenarán como grasa corporal. Por eso no basta con comer saludable. No se trata solamente de qué comes sino también cuánto y en qué balance, de acuerdo a lo que tu cuerpo necesite, en función de determinado objetivo. Por eso hay tanta gente que lleva una dieta saludable pero no logra adelgazar e, incluso en muchos casos, terminan engordando. Creen que se trata solamente de comer sano, pero en realidad hace falta más que eso o, mejor dicho, creen que se trata solamente de comer alimentos saludables, porque "comer saludable" no es comer en exceso, aun cuando escojas alimentos que sean saludables.

Densidad calórica

El concepto de densidad calórica hace referencia a qué tantas calorías aporta un alimento por una cantidad determinada. Por ejemplo, si un alimento "X" aporta 100 Kcal por cada 100g, y un alimento "Y" aporta 200 Kcal por cada 100g, quiere decir que el alimento "Y" tiene una densidad calórica mayor al alimento "X". En este sentido, se puede evaluar qué tipo de alimentos son más convenientes para cada persona en cada momento del día, de acuerdo al objetivo y tipo de dieta que esté llevando. Por ejemplo, una persona que esté llevando una dieta hipocalórica (baja en calorías) para perder grasa, podría considerar más conveniente basar su dieta, en su mayoría, en alimentos que tengan una baja densidad calórica. De esta manera, podrá comer mayores cantidades y evitará pasar ansiedad o hambre. Mientras que, por el contrario, si una persona está llevando una dieta hipercalórica (alta en calorías) con el objetivo del aumento de la masa muscular, podría considerar más conveniente basar su dieta, en su mayoría, en alimentos que tengan una alta densidad calórica. De esta manera, podrá llegar al superávit calórico diario que necesita para construir masa muscular, sin que tenga que ingerir altas cantidades de comida, facilitando el proceso.

Requerimientos nutricionales individuales y distribución de macronutrientes

Cada persona es diferente. Cada quien tiene una genética, metabolismo, peso, altura, sexo, edad, composición corporal (masa magra/masa muscular, masa de grasa, porcentaje de grasa), condición física, estado de salud o de enfermedad, entre muchos otros factores, distintos, de la misma manera que cada persona tiene objetivos diferentes. Hay quienes buscan perder grasa, mientras que hay quienes buscan aumentar masa muscular. Hay quienes buscan simplemente tener un cuerpo promedio y saludable, mientras que hay otros que quieren ir más allá. Hay quienes quieren estar definidos y tonificados, mientras que hay quienes simplemente quieren mejorar su condición física. Hay quienes quieren aumentar la fuerza, mientras que otros quieren mejorar su resistencia cardiovascular. Además, hay quienes tienen varios objetivos de los antes mencionados al mismo tiempo, mientras que hay otros que tienen otra combinación de objetivos diferente.

Cada uno de estos factores se puede traducir en un mayor o menor metabolismo, mayor o menor gasto calórico, mayor o menor requerimiento calórico, mayor o menor requerimiento de proteínas, de carbohidratos o de grasas. Todos estos factores van a influir, en mayor o menor medida, en función también de los objetivos planteados, sobre el tipo de alimentación y de entrenamiento que deba llevar cada persona. Es decir, el total de proteínas, carbohidratos, grasas y calorías que debe ingerir la persona diariamente, así como también micronutrientes y fibra.

Por ejemplo, no es lo mismo si la persona quiere perder grasa, definir o tonificar, a que si quiere aumentar su masa muscular, o que si quiere simplemente mantenerse y mejorar su condición física. De la misma manera que no es lo mismo que simplemente quiera mantenerse y mejorar su condición física.

Es por ello que cada persona debe llevar una alimentación y rutina de entrenamiento de acuerdo a su caso y objetivo. Esto tampoco quiere decir que no puedan ser la mismas que las de otra persona. Es perfectamente posible, siempre que luego de haber hecho la evaluación a cada una por separado, los resultados de los cálculos de estimación calórica y de macronutrientes en función de los objetivos planteados, hayan sido similares.

Metabolismo

En el ámbito del fitness, sin entrar mucho en detalle para no complicar el tema con complejidades que no vienen al caso, podríamos ver el metabolismo como la tasa a la cual tu cuerpo gasta calorías. Es decir:

- Mayor metabolismo o metabolismo más acelerado: gastas más calorías haciendo lo mismo.

- Menor metabolismo o metabolismo más lento: gastas menos calorías haciendo lo mismo.

Por ejemplo, si dos personas comparten características corporales similares, llevan una rutina de entrenamiento físico similar y una de ellas necesita más calorías al día que la otra para mantener su peso, quiere decir que tiene un metabolismo más acelerado, porque gasta más calorías haciendo lo mismo, por lo cual requiere más calorías para mantenerse.

Es por ello que se considera conveniente mantener un metabolismo acelerado cuando se tiene el objetivo de pérdida de grasa. Al tener un mayor metabolismo, tu cuerpo gasta más calorías tanto en estado de reposo como en cualquier actividad diaria, lo cual facilita alcanzar el déficit calórico que se requiere para progresar. En otras palabras, puedes comer más calorías y progresar lo mismo.

Cómo acelerar el metabolismo

Llevar una dieta adecuada, mantenerse desestresado y descansar suficiente, durmiendo 8h diarias, es fundamental para que tu cuerpo pueda estar en un equilibrio hormonal y metabólico adecuado que le permita funcionar óptimamente, pero además de esto, si se quiere llevar el metabolismo al siguiente nivel, se debe incluir actividad física.

La actividad física en general acelera el metabolismo. Es decir, no solo gastas calorías adicionales mientras haces el ejercicio, sino que haces que tu cuerpo también gaste más calorías el resto del día en estado de reposo o mientras haces cualquier otra actividad cotidiana como ver TV, caminar, trabajar y hasta dormir.

Específicamente, el ejercicio anaeróbico de alta intensidad acelera aún más el metabolismo: los ejercicios de fuerza como las pesas o los cardiovasculares de alta intensidad (HIIT por ejemplo) son excelentes potenciadores del metabolismo. Sin embargo, al contrario de lo que muchos piensan, no se recomienda incluir ejercicios cardiovasculares a intervalos de alta intensidad (HIIT) en principiantes. Se debe empezar poco a poco, con actividades cardiovasculares de baja a moderada intensidad en combinación con ejercicios de fuerza. A medida que se va mejorando la condición física se puede considerar incluir algunas sesiones de HIIT.

Anabolismo-Catabolismo

Sin entrar en complejidad, en el ámbito del fitness podemos ver el anabolismo como la fase del metabolismo de construcción de tejidos y el catabolismo como la fase del metabolismo de destrucción o degradación de tejidos. No quiere decir que una esté mal y la otra esté bien, o una sea mala y la otra buena. Ambas son totalmente normales y ocurren todos los días, forman parte de la naturaleza metabólica.

En general, cuando en el fitness se habla de un estado anabólico o de estar anabólico, se refiere a construcción de masa muscular o a estar en un estado ideal para la síntesis de proteínas para generar nuevos tejidos musculares. Mientras que, cuando se habla de catabolismo, de estar catabólico o en un estado catabólico, se refiere a degradación de tejidos, como cuando eliminas grasa corporal o cuando pierdes masa muscular. En el fitness siempre se busca evitar el catabolismo proteico (pérdida de masa muscular).

Peso corporal

Es sumamente importante que se entienda que el peso no es un factor independiente y aislado. El peso corporal es el resultado de la sumatoria de diferentes tejidos corporales que pesan de forma independiente, como el agua, músculo, grasa, órganos, huesos, etc. Es decir, tu peso corporal es la suma del peso de tu masa muscular, el peso de tu grasa corporal, el peso del agua que compone tu cuerpo, el peso de tus órganos, de tus huesos, etc.

Es por ello que no se puede hablar tan a la ligera de perder o ganar peso. Se debe ser más profundo y específico y aclarar qué peso es el que se quiere aumentar o disminuir. ¿El peso de músculo? ¿El peso de grasa? ¿Cuál peso? Porque no es lo mismo perder 5 Kg de músculo que 5 Kg de grasa.

Índice de Masa Corporal (IMC)

El Índice de Masa Corporal o IMC es un indicador que relaciona el peso con la estatura de la persona. Establece qué tan fuera del promedio, ya sea por encima o por debajo, está el peso en relación a la estatura de la persona. Su fórmula es:

$$\textbf{IMC = Peso (Kg) / Estatura (m)}^2$$

Por ejemplo, aplicando la fórmula para una persona de 1.60m y 60Kg:

$$\textbf{IMC} = 60 / 1.60*1.60 = 60 / 2.56 = \textbf{23,43}$$

En el pasado se diagnosticaba el sobrepeso y la obesidad a partir de este indicador. Se consideraba que el peso está en lo normal si el IMC resulta entre 18 y 25 en el caso de las mujeres y entre 20 y 25 en hombres. De 25 a 30 sería sobrepeso. De 30 a 35 obesidad de grado I. De 35 a 40 obesidad de grado II y más de 40 obesidad mórbida.

Sin embargo, este indicador no contempla la composición corporal. Es decir, solo toma en cuenta el peso como un factor aislado, sin discriminar cuánto es grasa y cuánto es músculo. Es decir, dos personas totalmente diferentes, una modelo fisicoculturista fitness musculosa y definida, con un abdomen totalmente plano, y la otra con obesidad y poco músculo, que tuvieran una misma estatura, podrían tener fácilmente un mismo IMC porque ambos casos representan un peso por encima del promedio, solo que en el caso del culturista sería peso de músculo y en el caso de la persona con obesidad sería peso de grasa. Lógicamente el culturista no tendría obesidad. Es por ello que el IMC como un indicador aislado para diagnosticar sobrepeso u obesidad es tan impreciso como obsoleto. Es preocupante que hoy en día todavía existen profesionales del área de la salud que siguen diagnosticando sobrepeso u obesidad solamente a partir del IMC, sin evaluar otros factores sumamente importantes como el porcentaje de grasa, el cual estudiaremos a continuación.

Porcentaje de Grasa Corporal (%GC)

El porcentaje de grasa corporal es uno de los indicadores más importantes tanto en el fitness como en la salud. Éste indica qué porcentaje del peso de la persona es grasa. Por ejemplo, una persona que pese 100 Kg y tenga un porcentaje de grasa de 20%, significa que 20 Kg de su peso corporal son de grasa. Con este indicador se puede evaluar a la persona con mayor precisión y con una idea más clara de su composición corporal.

Volviendo al ejemplo de la persona fisicoculturista y la persona con obesidad, ambas con una misma estatura, peso e IMC, diferirían justamente en el porcentaje de grasa. El culturista o modelo fitness seguramente tendría un porcentaje de grasa rondando entre 8% y 12%, mientras que la persona con obesidad seguramente tenga un porcentaje de grasa por encima de 35%.

El rango normal promedio del porcentaje de grasa en hombres es de 14% a 18%. En el caso de las mujeres, 20 a 24%. Un mayor porcentaje de grasa se asocia con mayor riesgo de desarrollar diversas enfermedades, mientras que un menor porcentaje de grasa se asocia con una mejor salud, sin llegar a extremos en los que sea demasiado bajo, como en fisicoculturistas en tarima, que suelen reducirlo incluso por debajo de 6%, lo cual también representa un alto riesgo para la salud. Estos rangos tan bajos son totalmente fuera de lo normal y, para llevar al cuerpo a ese punto, hay que someterlo a dietas muy extremas, nada recomendadas para la salud, en conjunto con entrenamientos muy desgastantes. Se debe buscar mantener un porcentaje de grasa lo suficientemente bajo como para ser saludable, sin llegar a extremos.

Grasa corporal vs. Masa muscular

Es importante tener claro que la grasa corporal y la masa muscular son tejidos completamente diferentes. Ni la grasa se transforma en músculo ni el músculo en grasa. La grasa es la forma como almacenamos las calorías de los alimentos que no gastamos, mientras que el músculo esquelético no es más que el tejido que nos permite el movimiento, estabilidad articular, protección estructural al esqueleto y generación de fuerza. También es importante destacar que el músculo es tejido metabólicamente activo, es decir, gasta calorías solamente por existir. A mayor masa muscular, mayor metabolismo.

Efecto rebote

El efecto rebote es lo que ocurre cuando luego de hacer determinada dieta con la que pierdes peso muy rápidamente y luego, al abandonarla, lo recuperas muy fácilmente e igual de rápido que como lo perdiste. Pero, ¿qué es lo que sucede realmente? ¿Por qué ocurre?

Volvemos al tema del peso corporal. La gente siempre busca perder peso, bajar de peso, perder unos kilos, viéndolo como una sola cosa e ignorando que es la sumatoria de diferentes tejidos del cuerpo. Al enfocarse solamente en perder peso, realmente se vuelve muy fácil lograrlo: basta simplemente con ingerir menos calorías. De allí surgen las famosas dietas milagrosas, que te hacen perder mucho peso en poco tiempo.

El problema viene cuando no se dan cuenta que el peso perdido no solamente fue de grasa corporal, sino también de masa muscular. No se puede perder tanto peso de grasa en tan poco tiempo. Si se somete al cuerpo a un déficit calórico extremo, con carencia de proteínas y otros nutrientes importantes, también habrá una perdida muy grande de masa muscular, ocasionando mayor flacidez y también ralentizando el metabolismo, ya que el músculo es tejido metabólicamente activo. A menor masa muscular menor tasa metabólica.

Entonces, ¿qué sucede? Que el requerimiento calórico que se necesitaba inicialmente para mantener el peso ahora representa un exceso, porque el metabolismo es más lento (se requieren menos calorías al día para mantener el peso). Dicho exceso se va a almacenar como grasa corporal. Es por ello que cuando se retoman los hábitos normales de alimentación, con los cuales la persona antes mantenía su peso, ahora eso representaría un exceso que terminaría generando más grasa corporal. ¿Resultado final? Terminaste con un peso similar al inicial, pero con menos músculo, más grasa y un metabolismo más lento, con mayor flacidez. Es decir, recuperaste en grasa lo que perdiste en músculo. Al verte peor, terminas cayendo en desesperación y volviendo a hacer otra dieta milagrosa (creyendo que será la solución) que ocasionará otro efecto rebote, convirtiéndose en un círculo vicioso en el que con cada ciclo vas perdiendo más músculo y ganando más grasa, empeorando cada vez más y más, no solo en apariencia, sino también en salud, con un IMC que se mantiene o quizás aumenta, pero con un porcentaje de grasa corporal que va elevándose sin parar.

Definición muscular

La gente suele pensar que los músculos toman forma o se van "definiendo" a medida que más se entrenan, con más repeticiones. De hecho, un mito típico en todo gimnasio es que, para definir los músculos, se debe trabajar con muchas repeticiones y con poco peso. Esto es totalmente falso.

Los músculos no toman forma, ni se definen, ni se marcan, ni se afinan, ni se endurecen, ni se aflojan, ni se aprietan, ni se reafirman, ni nada por el estilo. Todos los músculos están definidos por naturaleza, tal como en un libro de anatomía. Su forma nunca cambia y viene dada por la genética del individuo. Lo único que puede cambiar en su estructura es su tamaño.

Ahora bien, qué tan definido o tonificado se vea, o qué tan duro se sienta, dependerá literalmente de la capa de grasa que los esté tapando. Todos tenemos una capa de grasa que cubre nuestros músculos. Mientras menor sea esta capa de grasa entre músculo y piel, la piel se irá adhiriendo más al músculo, haciendo que destaque más su forma que naturalmente es definida. En este sentido, para definir, endurecer o tonificar, lo que tienes que hacer es disminuir tu porcentaje de grasa corporal. Cuando hablamos de definir/tonificar o de perder grasa, estamos hablando de lo mismo. Mientras menor sea tu porcentaje de grasa corporal, mayor definición vas a tener, y esto no lo decide el entrenamiento sino la dieta. La actividad física por supuesto que influye, pero no lo determina. La dieta decide si pierdes grasa o no. El entrenamiento físico potencia su efecto. Fíjate:

- Dieta adecuada sin entrenamiento: pierdes grasa.

- Entrenamiento sin dieta adecuada: no pierdes grasa.

- Dieta adecuada con entrenamiento adecuado: pierdes aún más grasa y además mantienes tu masa muscular.

De forma general, para que un hombre logre una buena definición, con la que se marquen incluso los abdominales, debe tener un %GC menor a 12%, aproximadamente. En el caso de las mujeres, menor a 20%, aproximadamente.

Flacidez

La flacidez no se refiere a tener los músculos flojos o aguados/suaves al tacto, a pesar de que eso parezca. Recuerda que los músculos no se endurecen ni se aflojan. La flacidez no es más que la consecuencia de tener una mala relación de masa muscular y de grasa corporal. Mientras menor sea la masa muscular y mayor sea la grasa que la cubra, mayor flacidez habrá, haciendo que los músculos se perciban flojos y aguados desde el tacto o visual del espectador, fuera de la piel.

La flacidez es lo contrario a la definición muscular. Si se quiere reducir la flacidez, simplemente se debe mejorar la definición muscular, disminuyendo el % de grasa y aumentando la masa muscular.

La grasa no se elimina localizada

Hacer abdominales no hará que pierdas grasa del abdomen, ni hacer piernas hará que pierdas grasa de las piernas y las definas, ni hacer brazos hará que pierdas grasa de los brazos y marques los brazos. No funciona así.

Recuerda que la grasa corporal es la forma como almacenamos las calorías de los alimentos que no gastamos. La única forma de eliminarla es obligando al cuerpo a utilizarla, mediante un déficit calórico en la dieta. Este proceso se denomina betaoxidación y ocurre uniformemente en todo el cuerpo, no localizado. No existe forma en la que puedas elegir en qué parte de tu cuerpo eliminar grasa.

En este sentido, ya sabes que todos esos productos que se colocan en el abdomen prometiéndote reducirlo, como fajas, sudaderas, cintas vibratorias, suéteres, geles, cremas, entre otros, no funcionan.

La edad no importa tanto como piensas

Mucha gente cree que luego de los 40 es imposible lograr un cuerpo en forma. Incluso, muchos piensan que ya después de los 30 no se puede. Esto es totalmente falso.

Aunque efectivamente hay un factor hormonal que va decayendo con la edad y efectivamente influye, no es la razón real por la cual la gente empeora con la edad.

¿Qué engorda más, comer muy mal y ser sedentario durante un fin de semana, o durante un mes? Obviamente comer muy mal y ser sedentario durante un mes, ¿no? Bueno, lo mismo ocurre con tu edad. Imagínate toda una vida llevando malos hábitos y siendo sedentario. Años, décadas, ganando grasa corporal, perdiendo masa muscular y empeorando tanto el aspecto físico como la salud. Allí está la razón real por la cual la gente empeora con la edad.

Cualquier persona de cualquier edad puede mejorar su composición corporal: ganar músculo o perder grasa, independientemente de que pueda ser más fácil o rápido para los más jóvenes. De igual forma, en ambos casos se puede y es perfectamente posible.

La edad no es excusa para no llevar buenos hábitos y hacer ejercicio. Incluso, es exactamente al contrario. A mayor edad, más importante es que se lleven hábitos saludables y se haga ejercicio físico. Llevar una dieta adecuada en conjunto con un entrenamiento adecuado ayuda a mantener una mejor salud general, mayor masa muscular y huesos más fuertes. Recuerda que con el envejecimiento se pierde masa muscular y se van debilitando los huesos. Los hábitos saludables y ejercicio físico lo revierten. Podrás vivir mejor, más sano y por más tiempo. Retardarás el proceso de envejecimiento.

Azúcar y edulcorantes sin calorías

El azúcar de mesa es uno de los agentes más peligrosos en la dieta por tres razones principalmente. La primera, es que aporta calorías vacías, es decir, calorías sin ningún valor nutricional. No aporta fibra, ni micronutrientes, ni antioxidantes. La segunda, es que tiene una alta densidad calórica. El 100% de su peso es carbohidrato. Es decir, 100g de azúcar equivale a 100g netos de carbohidratos, que aportan 4 Kcal por gramo, es decir, 400 Kcal. Tercero, elevan bruscamente la glicemia, lo cual (en exceso) puede generar picos de insulina contraproducentes para el progreso, además de generar un círculo vicioso de ansiedad por dulce, haciendo que caigas en excesos.

Cuando los niveles de azúcar en sangre (glicemia) aumentan bruscamente por haber ingerido una elevada cantidad de carbohidratos/azúcar, se genera una respuesta de insulina proporcional a ese pico, para regularlo nuevamente hasta un nivel de glicemia normal estable. El problema es que siempre generamos un poco más de insulina de la que solemos necesitar para regular la glicemia, haciendo que, luego de ese pico elevado de glicemia, terminemos teniendo un pico también elevado de insulina, y terminemos reduciendo los niveles de azúcar por debajo del nivel normal, cayendo en un estado de hipoglucemia donde sentiremos una gran ansiedad por comer algo dulce, sintiéndonos incluso un poco mareados en algunos casos. Esto hará que se vuelva a repetir el ciclo una y otra vez, convirtiéndose en un círculo vicioso de excesos de azúcar que terminarán comprometiendo y perjudicando tanto el progreso como la salud.

Además, el requerimiento nutricional diario de azúcar promedio puede rondar entre 25 y 40g aproximadamente, dependiendo del caso. Más de eso es exceso. Si nos ponemos a sumar todo lo que comemos diariamente que aporta azúcar, además del azúcar de mesa que empleamos para endulzar desde el café hasta el jugo y el cereal, podremos observar excesos muy por encima del tope diario de azúcar requerido.

1 cucharada de azúcar = 15g de azúcar.

1 lata de gaseosa de cola (350ml) = 38g de azúcar (aprox.).

1 vaso de jugo de naranja (350ml) = 38g de azúcar (aprox.).

Una barra de chocolate de 50g = 25g de azúcar (aprox.).

Entre otros.

Es importante destacar que el azúcar natural de las frutas o alimentos también cuenta. El hecho de que sea natural no significa que no afecte. Sigue teniendo el mismo efecto sobre la glicemia e insulina, además de aportar las mismas calorías que el azúcar blanco de mesa procesado.

El hecho de que muchos alimentos aporten fructosa como su azúcar natural, tampoco implica que no afecte. De hecho, el azúcar blanco de mesa es sacarosa, la cual es mitad fructosa y mitad glucosa. Al comer azúcar blanco de mesa, también estamos comiendo fructosa.

También es muy importante tomar en cuenta que no es lo mismo comer la fruta entera o tomar un licuado de fruta que incluya la fruta entera, que exprimirla y separar el jugo de la pulpa. El jugo de la fruta exprimida es el azúcar de la fruta, dejando la mayor parte de los nutrientes en la pulpa que se tira a la basura. Por ejemplo, tomar un vaso de jugo de naranja natural exprimido por ti mismo(a) y sin añadir azúcar de mesa, es tomar el azúcar de varias naranjas, con los nutrientes de casi ninguna. Por eso se recomienda, en su lugar, comer la naranja entera, que te aportaría el azúcar de solamente una naranja, pero con todos sus nutrientes completos.

Vigilar la ingesta de azúcar es un punto fundamental no solo para la apariencia y condición física, sino también para la salud. Una ingesta excesiva de azúcar está asociada con mayor ganancia de grasa corporal, obesidad, diabetes y muchas otras enfermedades, incluyendo el cáncer.

Es por ello que han surgido muchas otras alternativas no-calóricas para endulzar, unas naturales y otras artificiales aptos para el consumo humano, de manera que puedas emplearlo para el café, para los pancakes del desayuno o para cualquier preparación que realices. Ejemplos de estas alternativa son: la sucralosa, aspartame, sacarina, xilitol, stevia, entre otros.

Algunos de estos edulcorantes han sido objetivo de críticas y polémicas por posibles efectos secundarios, los cuales no han sido demostrados ni estudiados por la ciencia.

El edulcorante sin calorías más recomendado, saludable y seguro es la stevia, que es una planta que posee propiedades endulzantes sin aportar azúcar ni calorías. Hoy en día se consigue en diferentes presentaciones, como: en cápsulas, en líquido, en polvo.

No puedes ganar músculo y perder grasa simultáneamente, con una excepción

Para ganar masa muscular debes llevar una dieta hipercalórica, alta en calorías, con la que aumentes de peso. De esta manera, tu cuerpo utilizará el diferencial calórico excedente para la construcción de nuevos tejidos musculares. Mientras que, para perder grasa, debes llevar una dieta hipocalórica, baja en calorías, con la que bajes de peso. De esta manera, obligarás a tu cuerpo a obtener el diferencial faltante a partir de su propia grasa corporal, degradándola.

Como lógicamente no se puede llevar una dieta alta en calorías y baja en calorías al mismo tiempo, de la misma manera que tampoco puedes aumentar de peso y bajar de peso al mismo tiempo, no se puede tampoco llevar un plan para ganar masa muscular y perder grasa simultáneamente. Se debe trabajar por etapas. Un proceso a la vez, empezando por el que sea prioritario para la persona.

En algunos casos excepcionales, se ha visto que se ha logrado ganancia de masa muscular y reducción de grasa corporal simultáneamente. Sin embargo, esto se ha debido a factores hormonales y metabólicos muy fuertes que ocurren por adaptación a un nuevo estímulo, en personas sedentarias que nunca han entrenado ni llevado hábitos saludables. Este doble progreso solo ha sucedido durante poco tiempo, en los primeros meses nada más, y tampoco es algo que se pueda controlar, por lo cual no vale la pena enfocarse en ello. No es algo que se pueda predecir ni llevar al largo plazo. Debemos enfocarnos en un objetivo a la vez.

Límites naturales y hormonas

Es importante tener presente que existen límites naturales que no podemos sobrepasar, tanto en masa muscular como en definición, que vienen determinados por nuestra naturaleza genética. Cada persona tiene genética diferente y por tanto límites distintos, que podrían ir un poco más allá. Hay quienes puedan desarrollar más masa muscular que otros, o estar más más definidos. Sin embargo, de forma general y para la mayoría de las personas, existe cierto límite natural común que no podemos exceder, por más que entrenemos, por mucho peso que alcemos, por muy bien que hagamos todo. Aun así, esto no representa un motivo de preocupación. Un cuerpo saludable, fitness, definido (sin extremos) y con una masa muscular decente (sin extremos) es perfectamente alcanzable de forma natural por todos.

Esos cuerpos que vemos en TV, revistas e incluso en muchos gimnasios, que se salen de lo normal, con desarrollos musculares exagerados, más allá de lo naturalmente posible, han empleado sustancias químicas anabólicas, como la hormona testosterona de forma artificial, cambiando las reglas que rigen y regulan nuestro cuerpo, permitiéndoles este crecimiento más allá del límite. Esto, por supuesto, no es nada saludable. Alterar el equilibrio hormonal natural del cuerpo acarrea una serie de consecuencias negativas para la salud, tanto al corto como al largo plazo, llevando a muchos, incluso, hasta la muerte. Algunos de los efectos negativos de los esteroides anabólicos son: calvicie, impotencia sexual, disminución o anulación total de la libido, acné, ginecomastia, hipertensión, agresividad, depresión, problemas cardíacos, infertilidad, mayor riesgo de infarto, encogimiento de testículos (en hombres), agrandamiento del clítoris (en mujeres), rotura de tendones, aumento del colesterol LDL (colesterol malo), y disminución del colesterol HDL (colesterol bueno), cáncer, tumores, manías, delirios, entre otras. Es por ello que se desaconseja totalmente su uso y además se alerta sobre el gran peligro que representan, especialmente porque en los últimos años se ha visto un incremento en su uso en personas comunes, no atletas, que entrenan de forma recreacional, simplemente para mejorar su apariencia física con mayor facilidad.

Las mujeres no pueden desarrollar la misma masa muscular que los hombres

Muchas mujeres temen hacer pesas o entrenar pesado porque piensan que se pueden poner igual de musculosos que los hombres, adquiriendo ciertos aspectos masculinos. Sin embargo, esto realmente no ocurre. Para que esto sea posible, las mujeres tendrían que tener mayores niveles de testosterona, mejor conocida como hormona masculina, cuyos niveles naturalmente en ellas son muy bajos.

Aquellas mujeres que logran un desarrollo muscular fuera de lo normal, más allá de lo habitual, adquiriendo incluso ciertos aspectos más masculinos, han recurrido a esteroides anabólicos, o básicamente testosterona de forma artificial.

Por mucho peso que se levante y por muchas pesas que se hagan, una mujer nunca va a poder desarrollar la misma masa muscular que un hombre, a menos que altere su ambiente hormonal utilizando esteroides, o que sea un caso excepcional cuyos niveles de testosterona naturales estén en rangos fuera de lo normal.

No te dejes llevar por la apariencia de entrenadores musculosos

Muchos entrenadores de muchos gimnasios tienen un desarrollo muscular por encima de lo natural, haciendo que, incluso, sean contratados por eso y no por los estudios que tengan. De hecho, muchos de ellos ni siquiera tienen ningún respaldo académico que certifique sus conocimientos.

En nuestra sociedad actual, el ejemplo que estos entrenadores dan con su gran desarrollo físico, lamentablemente parece tener más importancia que los conocimientos que lo respalden, haciendo que mucha gente confíe ciegamente en ellos y siga sus lineamientos, ocasionándose muchas veces daños a su salud y lesiones de todo tipo, desde el corto hasta al largo plazo.

Lo que muchas de las personas no saben es que un cuerpo musculoso no siempre es reflejo de conocimiento. En muchas ocasiones, no es más que el reflejo de esteroides anabólicos, haciendo que por fuera se vean increíble, pero internamente sean un desastre.

Se debe indagar siempre para asegurarse de que el entrenador realmente sea apto y tenga los conocimientos necesarios para guiar a las personas en sus rutinas, de forma segura y saludable.

Más músculo no necesariamente implica más fuerza

La gente suele asociar un cuerpo musculoso con la fuerza. Se suele creer que tener más músculo implica tener más fuerza, pero esto no es del todo cierto. Si por ejemplo comparamos el cuerpo de un fisicoculturista, con un desarrollo muscular gigantesco, con el de un atleta de fuerza o powerlifter, con un desarrollo muscular mucho menor, podremos observar que, generalmente, el atleta de fuerza tendrá más fuerza que el fisicoculturista, a pesar de tener menos masa muscular.

El músculo no solamente está compuesto por tejido motor de movimiento y generador de fuerza. También está compuesto por agua y glucógeno, que es la forma como almacenamos los carbohidratos en el músculo, es decir, energía para los esfuerzos físicos (especialmente de fuerza). De manera que, al aumentar estas reservas de glucógeno, se logra también crecimiento muscular, sin aumentar la fuerza.

Un fisicoculturista no tiene interés en aumentar su fuerza directamente, sino su volumen muscular. En este sentido, buscará desarrollar el mayor tamaño muscular posible, de cualquier forma. Es por ello que muchos de los típicos entrenamientos culturistas no van enfocados al aumento de la fuerza a través del crecimiento muscular como tejido motor y generador de fuerza, sino al aumento de las reservas de glucógeno a través de entrenamientos de no tanta intensidad, pero sí de gran volumen. Es decir, un entrenamiento no tan pesado, pero con muchas series, que demanden mucha energía. Recordemos que el cuerpo es una máquina de adaptación. Al someterlo a este tipo de entrenamientos que suelen agotar el glucógeno muscular, se genera una respuesta de adaptación, ampliando las reservas de glucógeno y, por consiguiente, el tamaño muscular.

Por otra parte, una atleta de fuerza no tendrá interés en el crecimiento muscular como algo de apariencia sino como algo funcional. En este sentido, buscará maximizar sus ganancias musculares, pero de una forma en la que se traduzca en mejores resultados, es decir, en más fuerza. Es por ello que sus entrenamientos son más pesados y de mayor intensidad, enfocados en el aumento del tejido muscular motor generador de fuerza y no tanto en la ampliación de las reservas de glucógeno.

También es importante destacar que existe un factor adicional que influye sobre la fuerza: la capacidad del cuerpo de reclutar sus propias fibras musculares. En cada esfuerzo físico que se haga, se utiliza un determinado porcentaje de las fibras musculares de los músculos involucrados en el movimiento. Mientras mayor sea el porcentaje de fibras musculares que se recluten, mayor será la fuerza. En este sentido, los atletas de fuerza no solamente buscan el aumento de la misma a través del aumento muscular funcional, sino también mejorando su sistema neuromuscular a través de entrenamientos muy pesados, para mejorar su capacidad de reclutamiento de sus propias fibras musculares. De esta manera, logran optimizar los resultados en términos de fuerza, mediante la combinación de una mayor masa muscular funcional, con una gran capacidad para utilizarla.

Suplementos

En esta sección, vamos a describir algunos de los suplementos más utilizados y más estudiados por la ciencia.

- **Proteína de suero de leche (whey protein):** es la proteína obtenida del suero de la leche. Tiene un valor biológico alto (alta calidad) y es de rápida absorción. Se suele recomendar para después de entrenar, ya que cubre la alta demanda proteica post-entrenamiento de una forma rápida y efectiva. Sin embargo, es importante acotar que no tiene propiedades especiales más allá de los mismos alimentos. No es un fármaco.

Mucha gente cree que tiene propiedades casi mágicas, cuando no es así. En la práctica no se notarán resultados entre usar whey protein después de entrenar o comer, por ejemplo, pechuga de pollo a la plancha. Recordemos que el progreso depende de la dieta total diaria y no de una comida que se haga después de entrenar, que solo representa un pequeño porcentaje de la dieta total diaria. Solo que claro, es mucho más fácil llevarte al gym la proteína en polvo lista para mezclar con agua, que un bote de plástico con comida sólida. Existen principalmente tres tipos de whey protein: concentrado, aislado e hidrolizado. La diferencia está en la pureza y la velocidad de absorción. La de menor pureza y velocidad de absorción es el concentrado. La de mayor pureza y velocidad de absorción es el hidrolizado. El aislado es un intermedio entre el concentrado y el hidrolizado. Sin embargo, esto no quiere decir que necesariamente una sea mejor que la otra. Las tres son perfectamente válidas.

- **Proteína de caseína:** es la proteína de la leche que no proviene del suero. Recordemos que la proteína de la leche se divide en caseína y whey. La del suero (whey) es de rápida absorción, mientras que la caseína es de lenta absorción. Por ello, es recomendada para la noche antes de dormir para cubrir la demanda proteica durante toda la noche. También es de alto valor biológico. Sin embargo, recordemos también que, al igual que el whey protein, ni es un fármaco ni tiene propiedades mágicas. En la práctica no notarás diferencia entre utilizar caseína o comida sólida.

- **Aminoácidos:** son los que componen las proteínas. Recordemos que las proteínas no son más que cadenas de aminoácidos. Al suplementarte con aminoácidos simplemente estás saltándote un paso en la digestión, haciendo que los tengas disponibles más rápidamente para ser utilizados en el organismo. En la práctica, tampoco vas a notar realmente ninguna diferencia entre utilizar aminoácidos después de entrenar o simplemente hacer una comida sólida.

- **Creatina:** es uno de los suplementos más estudiados por la ciencia. Es un ácido orgánico nitrogenado que deriva de otros aminoácidos. Su efectividad está comprobada por la ciencia, mejorando la síntesis de proteínas. Mejora el rendimiento en actividades o deportes de alta intensidad, al volver más eficiente el sistema energético de la fosfocreatina/ATPPC, permitiendo al atleta generar un poco más de fuerza o mantener esfuerzos de muy alta intensidad por un poco más de tiempo. Esto, en combinación con una dieta y descanso adecuados, puede ayudar a lograr mayores ganancias musculares.

- **Pre-entreno (pre-workout):** son la combinación de diversos compuestos que pueden ayudar a rendir mejor en el entrenamiento, con una toma de algunos minutos antes de entrenar. En general, el compuesto base que casi siempre contienen, es cafeína, cuya eficacia sobre el rendimiento físico también está comprobada por la ciencia. En ocasiones se combina con diversas formas de creatina y del aminoácido beta-alanina, ayudando también a mejorar la disponibilidad de energía para esfuerzos de muy alta intensidad.

- **Quemadores de grasa (fat burners):** aumentan la oxidación de grasa corporal, siempre que la dieta sea acorde a ello. El único compuesto que tienen cuya eficacia sobre la oxidación de grasa está comprobada, es la cafeína. De resto, suelen agregar otros compuestos y sustancias cuya eficacia no ha sido comprobada, pero le da un "plus" a sus campañas de marketing, haciendo que se vean más novedosos y efectivos, cuando realmente no es así. La gente normalmente le suele dar más importancia a estos suplementos que a la misma dieta, creyendo que por el simple hecho de tomarlos ya el trabajo está hecho, cuando no es así, sin lograr ningún resultado. Estos suplementos solo pueden ayudar un poco más, siempre que la dieta sea la adecuada. También cabe destacar que se puede lograr exactamente el mismo efecto positivo sobre la oxidación de grasa simplemente tomando café o té verde, sin necesidad de recurrir a estos productos.

Sistemas energéticos

El cuerpo humano no solamente puede obtener energía para ser usada de forma inmediata a través de los carbohidratos que ingiere. Cuando existe una carencia de éstos, se agotan o cuando la demanda supera la disponibilidad de los mismos, intervienen también diferentes mecanismos a través de los cuales el cuerpo puede obtener energía a partir de sus propias reservas energéticas de grasa corporal o de glucógeno. En esta sección, vamos a describir los diferentes sistemas energéticos del cuerpo humano que intervienen según cada tipo de entrenamiento.

- **Ejercicio cardiovascular aeróbico:** utiliza el sistema aeróbico, que es lipolítico oxidativo. Es decir, obtiene la energía oxidando su propia grasa corporal, que aporta energía casi ilimitada (las reservas de grasa corporal del cuerpo humano pueden aportar energía incluso para largos períodos de supervivencia) de forma lenta y gradual. Las actividades aeróbicas son las de baja a moderada intensidad, es decir, si no excede el 75% de la frecuencia cardíaca máxima. Ejemplos de actividades aeróbicas: dormir, caminar, trabajar en el ordenador, subir y bajar escaleras (suave), ver TV, asistir a clases, pasear en bicicleta, entre otras.

- **Ejercicio cardiovascular anaeróbico:** utiliza el sistema anaeróbico, que es el glucolítico. Es decir, obtiene energía principalmente de la glucosa, degradando sus reservas de glucógeno muscular y/o hepático. Estas actividades son de mayor intensidad. Son las que exceden el 75% de la frecuencia cardíaca máxima. Es decir, cuando la demanda de energía es mayor que la que puede proveer el sistema aeróbico lipolítico (que es más lento), empieza a intervenir también el sistema anaeróbico glucolítico para aportar más energía y con mayor rapidez. Por ejemplo: trotar a un ritmo rápido, correr, bicicleta a ritmo intenso, entre otras. Las reservas de glucógeno en el cuerpo son limitadas. En promedio, un entrenamiento de moderada-alta intensidad de 90 minutos, es suficiente para agotarlo, aunque esto va a depender también de la persona o atleta. Un fisicoculturista o un atleta entrenado tendrá unas reservas de glucógeno mucho más amplias que una persona sedentaria, permitiéndoles soportar un entrenamiento intenso por más tiempo.

- **Ejercicio de fuerza o de explosividad:** también son anaeróbicos y en ellos interviene el sistema glucolítico y el de la fosfocreatina/ATPPC, que aporta energía para esfuerzos de muy alta intensidad y por muy cortos períodos de tiempo (1-15 segundos aproximadamente), como por ejemplo correr un sprint de 100m planos, o hacer una serie muy pesada de 1 a 5 repeticiones. Justamente en este sistema interviene la suplementación con creatina, mejorando la disponibilidad energética para esfuerzos explosivos de muy alta intensidad.

Intensidad, volumen y frecuencia de entrenamiento

Existen tres variables muy importantes que caracterizan un entrenamiento e intervienen en la planificación y dosificación del mismo: la intensidad, el volumen y la frecuencia.

La intensidad se refiere al esfuerzo realizado por unidad de tiempo. Por ejemplo, qué tan duro o fuerte es el esfuerzo realizado por cada segundo de actividad. A mayor esfuerzo por segundo, mayor intensidad. Por ejemplo, mientras mayor sea el peso alzado en una rutina de pesas, mayor intensidad representa. O también, mientras mayor sea la velocidad a la cual corremos, mayor intensidad representa, ya que requiere un mayor esfuerzo por cada segundo de actividad. Si por el contrario realizamos una larga sesión de ejercicios cardiovasculares, pero a muy bajo esfuerzo, por ejemplo, caminar durante 2 horas, estaríamos hablando de una actividad de baja intensidad, ya que el esfuerzo por cada segundo es muy bajo.

Las formas de aumentar la intensidad del entrenamiento serían:

- Aumentar los pesos en los ejercicios.

- Disminuir el tiempo de descanso entre series.

- Aumentar la velocidad o agregar resistencia extra en los cardiovasculares.

El volumen de entrenamiento se refiere a la cantidad de trabajo total realizado durante todo el entrenamiento. Es decir, el total de ejercicios, series y repeticiones realizadas, incluyendo también la sesión cardiovascular. Generalmente, se mide por sesión de entrenamiento o por semana.

La frecuencia de entrenamiento se refiere a la cantidad de veces que se trabaja un grupo muscular en determinado intervalo de tiempo. Generalmente, se mide por semana.

Es importante tener en cuenta la relación que existe entre estas variables. Mientras mayor sea la intensidad del entrenamiento, el volumen tenderá a ser inferior y viceversa, ya que naturalmente no se puede mantener un esfuerzo muy grande durante un tiempo prolongado, o durante muchas series y repeticiones. Por ejemplo, será imposible mantener el mismo ritmo de carrera (velocidad) que tendríamos en un sprint explosivo de 100m planos, durante una carrera de 5 Km. De la misma manera que será imposible realizar 20 repeticiones en determinado ejercicio con el máximo peso que una persona sería capaz de alzar en una sola repetición. Al aumentar el volumen de entrenamiento, disminuirá la intensidad. También se debe tomar en cuenta para la variable de frecuencia, que se debe respetar un descanso mínimo de 48h antes de volver a entrenar un mismo grupo muscular, para así garantizar una adecuada recuperación.

Cuánto debe durar el entrenamiento

Generalmente, se cree que el entrenamiento no debe exceder los 60 minutos porque se genera cortisol. Sin embargo, esto realmente no es cierto. No es que el cuerpo lleve la cuenta exacta de cuántos minutos han transcurrido, de manera que en el minuto 59 todo está bien y en el minuto 60 de repente se cierre una compuerta especial donde se libere cortisol y ya se perdió todo el esfuerzo. No funciona así.

Primero, se debe tener claro que se generará cortisol desde el inicio. Lo que debemos evitar es el exceso de cortisol, el cual podría generarse mucho antes de los 60 minutos, como mucho después. Eso dependerá de la persona y del tipo de entrenamiento que esté realizando. No es lo mismo un entrenamiento de pesas flojo, con muy poco peso, descansando 5 minutos entre series, que un entrenamiento fuerte, de alta intensidad, con más peso, descansando 30 segundos entre series. De la misma forma, no es lo mismo correr durante 60 minutos a ritmo de carrera, al máximo esfuerzo que el cuerpo es capaz de aguantar durante esa hora, que simplemente caminar. Así como tampoco es lo mismo una persona sedentaria, que un atleta entrenado.

La dosificación del entrenamiento se debe planificar de acuerdo a la persona, su condición física, su alimentación y sus objetivos, luego de haberle realizado una evaluación. Puede que 30 minutos de entrenamiento sean más que suficientes, haciendo que 45 minutos ya sean excesivos, como puede ser también que la persona pueda llevar un entrenamiento de 2 horas sin problema y sin niveles de cortisol que la perjudiquen. Todo depende del caso.

Capítulo 3. Cómo perder grasa y definir/tonificar

La dieta decide, el entrenamiento potencia

Al momento de perder grasa y empezar a definir/tonificar, la dieta es lo más importante. Es la que decide si se pierde o si no se pierde grasa. El entrenamiento simplemente va a potenciar su efecto. Por esto es que hay tantas personas que entrenan y entrenan y nada que avanzan, o que nunca logran perder grasa ni definir o tonificar. Mientras que, por el contrario, existen personas sedentarias que nunca han hecho ejercicio y tienen una mayor definición muscular.

Déficit calórico

La condición fundamental que debe cumplirse para que sea posible la pérdida de grasa a lo largo de los días, semanas y meses, es el déficit calórico. Es decir, que exista un diferencial calórico entre las calorías ingeridas y las gastadas.

Ingesta calórica < Gasto calórico

La ingesta calórica total diaria debe ser menor al gasto calórico total diario. De esta manera, se obliga al cuerpo a obtener el restante (que no se le está aportando a través de la dieta) a partir de sus propios tejidos corporales, como la grasa corporal. Así es como poco a poco se va eliminando, mediante un proceso denominado betaoxidación. El déficit calórico generalmente ronda el 20-30% de las calorías diarias de mantenimiento. No se recomienda un déficit calórico muy bajo, ya que el progreso puede ser demasiado lento. Tampoco se recomienda un déficit calórico muy elevado, ya que el plan podría atentar contra las calorías mínimas requeridas para las funciones vitales, comprometiendo el adecuado funcionamiento del organismo, aumentando también el riesgo de pérdida excesiva de masa muscular. También es importante resaltar que un plan muy bajo en calorías se haría más difícil de sostener en el largo plazo, ya que aumentaría la posibilidad de sentir hambre y ansiedad.

También es importante tomar en cuenta que, generalmente y en la mayoría de los casos, la pérdida de grasa viene acompañada de cierta pérdida de masa muscular. Es algo normal, por lo que simplemente se debe velar por reducir al mínimo esa pérdida muscular. Es por ello que un plan adecuado de pérdida de grasa debe buscar preservar al máximo la masa muscular, es decir, buscar la maximizar la pérdida de grasa a la vez que se minimiza la pérdida de masa muscular, distribuyendo adecuadamente los macronutrientes y manejando rangos de déficit calórico que no sean ni muy bajos ni muy altos.

Dieta hipocalórica

Una dieta hipocalórica es aquella en la que existe un déficit calórico, es decir, que las calorías ingeridas durante todo el día son menores a las gastadas, generando pérdida de peso.

Es importante destacar que ninguna dieta es hipocalórica analizándola de forma aislada, ya que esto es relativo en función de la persona. Es decir, una dieta puede ser hipocalórica o no serlo, dependiendo de la persona que la lleve, ya que cada quien tiene requerimientos calóricos y nutricionales diferentes. Lo que para una persona puede representar pocas calorías, para otra podría representar muchas. Se debe evaluar cada caso.

Esquema tradicional

Llevar un déficit calórico en la dieta es la condición fundamental para la pérdida de grasa, pero no es lo único que importa. Estas calorías deben también estar distribuidas en un balance adecuado de macronutrientes (proteínas, carbohidratos y grasas), así como también de fibra y micronutrientes, para que la pérdida de grasa sea óptima, preservando lo mejor posible la masa muscular. No es lo mismo una dieta de 2000 Kcal por día con un balance adecuado de proteínas, carbohidratos y grasas, que una dieta de las mismas 2000 Kcal por día pero que todas sean carbohidratos, por ejemplo.

Existen diversos esquemas y protocolos para la distribución de estas calorías en la dieta. El esquema tradicional es el balanceado saludable, que no excluye ningún macronutriente en la dieta. Simplemente los reparte en función de los requerimientos nutricionales de cada quien. Este esquema es el más estudiado y apoyado por la ciencia, que es justamente el recomendado por la mayoría de los médicos y nutricionistas, salvo que exista una condición especial de salud.

Las proteínas recomendadas suelen estar en un rango entre 1g y 2,4g por cada kilogramo de peso corporal, dependiendo del caso, el tipo de actividad física que realice y sus objetivos. Las grasas recomendadas suelen estar en un rango entre 0,9g y 1,1g por cada kilogramo de peso corporal, en su mayoría de tipo monoinsaturadas, luego poliinsaturadas y luego saturadas. Mientras que los carbohidratos se calculan por diferencia (resta) para completar el aporte calórico diario establecido. Éstos suelen rondar diferentes rangos dependiendo de la persona y su objetivo y en su mayoría deben ser complejos, fibrosos y ricos en micronutrientes.

También es importante destacar que las grasas trans/hidrogenadas no se requieren en la dieta. Su consumo es totalmente innecesario y peligroso.

Otros esquemas y protocolos de alimentación

Existen también otros protocolos diferentes de alimentación en cuanto a la distribución de los macronutrientes en la dieta, distintos al esquema tradicional balanceado, como por ejemplo la dieta cetogénica/keto, dieta paleo, ayuno intermitente, entre otras. Unas con mayor estudio y respaldo científico que otras.

Si bien en cierto que, en algunos casos, algunos de estos esquemas diferentes de alimentación han arrojado resultados positivos, no es para todo el mundo. Cada esquema de alimentación diferente al tradicional balanceado puede ser tanto beneficioso como contraproducente en función de la persona y su estado de salud o de enfermedad. Existen diversas condiciones y patologías que se llevan mejor con un estilo de alimentación particular. Esto debe ser evaluado por un profesional calificado.

También es importante considerar que ningún estilo o esquema de alimentación va a dar mejores o más rápidos resultados que otros. Cada caso es diferente y la eficacia del proceso al final dependerá del balance energético diario, del déficit calórico establecido y de una adecuada distribución de macronutrientes, así como también otras variables y factores, independientemente del protocolo de alimentación elegido.

Entrenamiento para perder grasa

A pesar de que la actividad física no es necesaria para lograr perder grasa, juega un rol muy importante ya que:

- Gasta calorías adicionales, facilitando el déficit calórico requerido.

- Acelera el metabolismo, haciendo que se gasten más calorías el resto del día en estado de reposo, lo cual también facilita el déficit calórico requerido.

- Ayuda a preservar la masa muscular, ya que cuando se pierde grasa sin realizar actividad física, también se suele perder masa muscular.

Toda actividad física generará un gasto calórico adicional, sea del tipo que sea. Sin embargo, mientras mayor sea la intensidad, mayor será el impacto sobre el metabolismo y también ayudará a preservar mejor la masa muscular. Por ejemplo, los ejercicios de fuerza como el trabajo con pesas o con el propio peso corporal, o los ejercicios cardiovasculares de alta intensidad, acelerarán más el metabolismo y preservarán mejor la masa muscular que los ejercicios cardiovasculares de baja intensidad, como por ejemplo caminar o trotar muy suave.

En este sentido, un entrenamiento óptimo para maximizar la pérdida de grasa, debe incluir una combinación de ejercicios de fuerza con ejercicios cardiovasculares de diferentes intensidades, pero no necesariamente en una misma sesión. Recordemos que los ejercicios de fuerza son ejercicios de alta intensidad, al igual que los cardiovasculares anaeróbicos, y también recordemos que un entrenamiento de alta intensidad no puede tener una duración muy larga, porque si la tuviese, entonces no sería de alta intensidad. En este sentido, no es muy recomendable combinar ejercicios de fuerza con ejercicios cardiovasculares anaeróbicos (alta intensidad) en una misma sesión de entrenamiento. Se suele recomendar combinar ejercicios de fuerza con cardiovasculares de baja a moderada intensidad al final de la sesión de entrenamiento, y dejar en días diferentes los ejercicios cardiovasculares de alta intensidad. De esta manera, se puede asegurar que tanto la sesión de ejercicios de fuerza como la sesión de ejercicios cardiovasculares anaeróbicos, realmente fueron ejecutadas con la intensidad suficiente y adecuada, logrando potenciar y optimizar los resultados, sin caer en descompensaciones ni en sobreentrenamiento.

Mejores ejercicios cardiovasculares

Realmente no existe un ejercicio cardiovascular mejor que otro, ni más efectivo que otro, ni realmente diferente en la práctica, desde la perspectiva del fitness. Lo que importa es cuánto aumenta tu frecuencia cardíaca cuando lo realizas. Cualquier ejercicio cardiovascular que se haga, sea cual sea, simplemente se va a traducir en un aumento en la frecuencia cardíaca, que podemos monitorear como pulsaciones por minuto. Mientras mayor sea la intensidad del esfuerzo, mayor será la frecuencia cardíaca. Eso es lo que importa revisar, independientemente del ejercicio escogido: caminar, trotar, correr, cinta, nadar, saltar la cuerda, elíptica, bicicleta, escaladora, etc. Lo que realmente importa es el esfuerzo realizado.

Esto no quiere decir que necesites obligatoriamente un monitor cardíaco que mida tus pulsaciones por minuto para tener un entrenamiento efectivo, a no ser que tu objetivo sea competir y llevar un control extremadamente preciso de tu rendimiento y avance.

De forma general, basta con elegir el ejercicio cardiovascular de tu preferencia y simplemente ejecutarlo a la intensidad adecuada según esté planteado en tu rutina de entrenamiento.

Para saber en qué tipo de actividad estás, existen diversas formas de saberlo sin necesidad de un monitor cardíaco: una actividad de baja intensidad será toda aquella cómoda de ejecutar, con la que seas capaz de mantener una conversación fluida al mismo tiempo; Una actividad de moderada intensidad será la que realices a un ritmo no tan cómodo y fácil, pero tampoco muy exigente, al máximo ritmo que puedas mantener mientras todavía seas capaz de sostener una conversación al mismo tiempo; una actividad de alta intensidad será la que realices a tu máximo esfuerzo, en la que ya no te es posible mantener una conversación al mismo tiempo.

Mejores ejercicios de fuerza (Monoarticulares vs. Multiarticulares)

Si bien es cierto que, desde la perspectiva del fitness, no existen ejercicios cardiovasculares que sean mejores o peores, con los ejercicios de fuerza no sucede igual.

De forma general, podemos clasificar los ejercicios de fuerza como monoarticulares y multiarticulares, independientemente de que sean realizados con el propio peso corporal, con ligas, con máquinas o con pesas libres.

Los ejercicios monoarticulares son los que involucran una sola articulación y un grupo muscular en el movimiento, mientras que los multiarticulares involucran varias articulaciones y grupos musculares en el movimiento.

Ejemplos de ejercicios monoarticulares: curl de bíceps, extensiones de tríceps, elevaciones laterales para hombros, elevaciones frontales para hombros, press francés, curl de pierna, extensiones de pierna, entre otros.

Ejemplos de ejercicios multiarticulares: sentadilla, peso muerto, press de banca, remo, dominadas, fondos en paralelas, prensa.

Los ejercicios multiarticulares son más efectivos que los monoarticulares para la pérdida de grasa, ya que al involucrar más articulaciones y activar más grupos musculares, se puede generar más fuerza, mover más peso y, por tanto, gastar más calorías. Además, también aceleran más el metabolismo y propician un estado más anabólico (menos catabólico), ayudando a preservar mejor la masa muscular. Esto no quiere decir que los ejercicios monoarticulares sean malos para perder grasa. Son perfectamente válidos también, pero no se recomienda que la rutina de entrenamiento se base solamente ni principalmente en ellos, dejándolos como algo adicional complementario si se desea y sin tampoco ser necesario, ya que estos músculos ya se estarían trabajando con los ejercicios multiarticulares.

Es importantísimo hacer notar que no se debe entrenar un mismo grupo muscular con ejercicios de fuerza en días consecutivos. El tiempo de reparación de las fibras musculares tiene un estimado aproximado de 48h, por lo cual se debe permitir un descanso de 48h antes de volver a entrenar el mismo grupo muscular. Por ejemplo, si el lunes se realizan sentadillas, entonces no debería volver a trabajarse el tren inferior (piernas) hasta por lo menos el día miércoles. Mientras que, si el martes se entrena pectorales, entonces éstos no deben volver a ser trabajados hasta por lo menos el jueves.

Sobreentrenamiento, cortisol y estancamiento

Desde la perspectiva de la condición física, el entrenamiento es solamente un estímulo y la alimentación solo crea el ambiente ideal para que el progreso ocurra en el descanso, especialmente cuando duermes, cumpliendo el principio de sobrecompensación, logrando un avance en la condición física. Es decir, entrenar no te hace progresar automáticamente. Es solamente una especie de "solicitud" que hacemos al cuerpo para que progrese cuando vaya a descansar, siempre y cuando la dieta sea la adecuada. Si no hay dieta adecuada ni descanso suficiente, no habrá progreso.

El sobreentrenamiento es una de las causas más comunes del estancamiento. Cuando se entrena más de la cuenta, así se lleve una dieta adecuada y un buen descanso, durmiendo 8-9h diarias, no será suficiente para responder a ese estímulo tan fuerte, generando retroceso en lugar de progreso. Por esta razón es que mucha gente se estanca. Creen que entrenar el doble generará el doble de resultados, sin darse cuenta de que terminan yendo hacia atrás.

El entrenamiento físico es una actividad desgastante que genera cortisol, mejor conocida como la hormona catabólica, perfectamente normal en nuestro organismo (forma parte del funcionamiento normal del metabolismo), pero ésta, en exceso, puede ocasionarnos una serie de daños, como la pérdida de masa muscular. Mantener los niveles de cortisol regulados, sin caer en excesos, es algo fundamental. Por ello es tan importante que el entrenamiento sea el justo y necesario para estimular el progreso, sin llegar a ser excesivo.

La idea no es cansarse y ya. La idea es progresar, lograr resultados. Un buen entrenamiento no es el que te deja más agotado(a) dando tu mayor esfuerzo posible, sino el que, con el menor esfuerzo posible, te lleva a lograr los mejores resultados posibles. Por eso un buen entrenador no es el que te lleva al límite hasta que ya no puedes más. Eso lo puede hacer cualquiera, no hace falta estudiar nada para llevarte a ese punto. Un buen entrenador es el que realmente tiene conocimiento en materia y fija una estrategia adecuada para maximizar tus resultados sin llevarte a estos extremos.

Salir del estancamiento

El estancamiento es algo normal y forma parte del proceso. Cuando inicias con un plan de alimentación y una rutina de entrenamiento, empiezas a avanzar, pero el progreso cada vez va decayendo hasta que simplemente te quedas igual. ¡Claro! Ese plan estuvo pensado para tus necesidades y requerimientos iniciales, de cuando empezaste y tenías características diferentes. Ya no eres esa persona que eras antes. Seguramente tenías otro peso, otras medidas corporales, %GC, etc. A medida que cambian tus características corporales y tu condición física, van cambiando también tus necesidades nutricionales y de entrenamiento, por lo cual se deben hacer ajustes que te permitan continuar progresando en el tiempo.

El cuerpo es una máquina de adaptación. A medida que vas introduciendo cambios en la alimentación y en el entrenamiento, éste se irá adaptando a ellos a medida que progresa (siempre y cuando los cambios introducidos sean los apropiados, siguiendo una estrategia adecuada, establecida por un profesional calificado luego de haber realizado una evaluación).

Es importante acotar también que una cosa es estancarse por naturalidad y otra muy diferente es estancarse por sobreentrenamiento. El estancamiento natural implica que hubo progreso, mientras que en el estancamiento por sobreentrenamiento, no. Estancarse de forma natural es como agarrar tu carro y empezar a manejar hasta que se acabe la gasolina, habiendo logrado avanzar unos cuántos kilómetros con ese tanque. Mientras que estancarse por sobreentrenamiento sería como acabarse el tanque de gasolina antes de ni siquiera haber empezado a manejar, habiendo avanzado cero kilómetros. En otras palabras, un desperdicio total.

Capítulo 4. Cómo ganar masa muscular

Los 3 pilares fundamentales de la ganancia muscular

Cuando hablamos de ganancia muscular ya no es la dieta el factor exclusivo que decide si se avanza o no. El entrenamiento, en este caso, también es un factor fundamental y condición obligatoria para el crecimiento muscular, así como también el descanso. Es decir, sin entrenamiento no habrá ganancia muscular, de la misma forma que, sin una alimentación o descanso adecuados, tampoco.

El entrenamiento viene siendo el estímulo necesario para promover el aumento muscular, siempre que la alimentación y el descanso generen el ambiente nutricional, calórico, metabólico y hormonal ideal para ello. Es decir, los 3 factores deben cumplirse con igual importancia para que pueda ocurrir el crecimiento muscular. Basta con que uno de los tres falle para que no haya progreso.

Cuando se realizan ejercicios de fuerza se generan microrupturas en las miofibrillas que componen las fibras musculares, es decir, se genera un daño en nuestros músculos que posteriormente debe ser reparado con los nutrientes aportados por la dieta, durante el descanso. De esta manera, las fibras musculares van volviéndose cada vez más grandes y fuertes, a medida que los vamos volviendo a entrenar y reparar, sucesivamente, semana tras semana. Es por ello que de nada sirve tener el mejor entrenamiento del mundo si luego no tienes los nutrientes necesarios para una adecuada o suficiente reparación, así como tampoco sirve de nada tener el mejor entrenamiento y la mejor dieta del mundo si luego no permites un descanso suficiente para que pueda ocurrir dicha recuperación, de la misma manera que tampoco sirve de nada tener la mejor dieta y descanso del mundo si no hay nada que reparar porque no hubo entrenamiento. Por eso los tres pilares son fundamentales en el aumento muscular.

Superávit calórico

La alimentación para la ganancia muscular debe aportar todos los nutrientes y calorías necesarias para ello. No basta con llevar una dieta en la que se ingieran las mismas calorías y nutrientes que el cuerpo requiere para mantenerse en su peso y condiciones normales. Se debe llevar una dieta de más calorías de las que se ingieren al día, es decir, que exista un diferencial calórico positivo, por encima del mantenimiento. A este diferencial se le denomina superávit calórico (contrario al déficit calórico).

Ingesta calórica > Gasto calórico

De esta manera, el excedente calórico y de nutrientes se puede emplear para la construcción de nuevos tejidos musculares, siempre y cuando se cumplan todas las demás condiciones, es decir, un entrenamiento y descanso adecuados, así como también una adecuada distribución de estas mismas calorías en cuanto a macronutrientes (proteínas, carbohidratos y grasas). De no ser así, es muy probable que el excedente calórico se termine almacenando como grasa corporal, en lugar de utilizarse para la construcción de masa muscular. También es importante destacar que en la mayoría de los casos el aumento muscular viene acompañado de cierta ganancia grasa. En este sentido, el objetivo cuando se inicia un plan de aumento muscular, siempre será lograr el mayor aumento muscular posible con la menor ganancia de grasa posible.

El superávit calórico generalmente varía entre 5% y 20% por encima de las calorías diarias de mantenimiento. Incluso, en algunos casos, alrededor de 30%. No se recomienda llevar un superávit calórico demasiado elevado ya que aumenta la posibilidad del aumento excesivo de la grasa corporal. El objetivo ideal es llevar el superávit calórico justo y necesario para la construcción muscular. Recordemos que el cuerpo humano tiene límites en cuanto a la cantidad de masa muscular que puede construir por semana y por mes, dependiendo de cada caso, su entorno hormonal, genética, tiempo que lleve entrenando, descanso, estrés, etc. Si se ingieren más calorías de las que pueden utilizarse para construir músculo, habrá una ganancia de grasa adicional, lo cual es normal que ocurra, ya que es prácticamente imposible calcular con exactitud el punto exacto del superávit calórico en el que no habrá ganancia de grasa corporal. Por ello, simplemente se busca minimizarlo.

Dieta hipercalórica

Una dieta hipercalórica es aquella en la que la ingesta calórica es superior al gasto calórico, existiendo un superávit calórico y generando aumento de peso. Es importante destacar que, al igual que en el caso de las dietas hipocalóricas, ninguna dieta es hipercalórica tampoco, analizándola de forma aislada, ya que esto es relativo en función de la persona. Es decir, una dieta puede ser hipercalórica o no serlo, dependiendo de la persona que la lleve, ya que cada quien tiene requerimientos calóricos y nutricionales diferentes. Lo que para una persona puede representar muchas calorías, para otra podría representar pocas. Se debe evaluar cada caso.

Por ejemplo, para una mujer promedio sedentaria, una dieta de 2500 Kcal por día puede ser fácilmente una dieta hipercalórica (alta en calorías), mientras que, para un maratonista corredor de 42 Km, la misma dieta seguramente sea hipocalórica (baja en calorías), ya que su requerimiento calórico de mantenimiento es mucho mayor. De la misma forma que una dieta de 2000 Kcal al día puede que para una persona represente su mantenimiento calórico diario, mientras que para otra sea hipocalórica, y para otra sea hipercalórica. Cada caso es diferente y debe evaluarse por separado.

Esquema tradicional

Así como en el caso de la pérdida de grasa, el superávit calórico en la dieta es condición fundamental para que exista ganancia de masa muscular. Sin embargo, estas calorías también deben estar distribuidas en un balance adecuado de macronutrientes (proteínas, carbohidratos y grasas), fibra y micronutrientes, para que el crecimiento muscular sea posible. No es lo mismo una dieta de 2500 Kcal por día con un balance adecuado, que una dieta de las mismas 2500 Kcal por día, pero con exceso de carbohidratos y con una carencia de proteínas. No dará los mismos resultados.

De forma general, las recomendaciones de proteínas y de grasas son similares a las de una dieta hipocalórica, es decir, proteínas entre 1g y 2,4g por cada kilogramo de peso corporal. Grasas de 0,9g a 1,1g por kilogramo de peso corporal y carbohidratos para completar el aporte calórico total diario establecido en la dieta, en su mayoría de tipo complejos. La diferencia con una dieta hipocalórica viene dada por el aporte total de carbohidratos, que en el caso de una dieta hipercalórica será mayor, ya que quedarán más calorías restantes para completar con carbohidratos hasta llegar al aporte calórico total diario establecido en la dieta, que es mayor dado su respectivo superávit calórico.

Otros esquemas y protocolos de alimentación

Al igual que en el caso de las dietas hipocalóricas, existen también diversos protocolos y esquemas diferentes de alimentación, como el ayuno intermitente, dieta keto/cetogénica, etc. Unas con mayor respaldo científico que otras. Sin embargo, a pesar de que algunos de estos esquemas diferentes de alimentación han arrojado resultados positivos, no es para todo el mundo. Cada esquema de alimentación diferente al tradicional balanceado puede ser tanto beneficioso como contraproducente en función de la persona y su estado de salud o de enfermedad. Existen diversas condiciones y patologías que se llevan mejor con un estilo de alimentación particular. Esto debe ser evaluado por un profesional calificado.

También es importante considerar que ningún estilo o esquema de alimentación va a dar mejores o más rápidos resultados que otros. Cada caso es diferente y la eficacia del proceso al final dependerá del balance energético diario, del superávit calórico establecido y de una adecuada distribución de macronutrientes, así como también otras variables y factores, independientemente del protocolo de alimentación elegido, como por ejemplo el tiempo que tenga la persona entrenando. Generalmente el avance es mucho más rápido cuando se está iniciando, es decir, cuando es primera vez en la vida que se realiza un trabajo con ejercicios de fuerza. Luego, la tasa de progreso va disminuyendo poco a poco a medida que pasa el tiempo.

Entrenamiento para el aumento muscular

La actividad física es fundamental para el aumento de la masa muscular. Ésta debe ser lo suficientemente intensa para poder estimular la hipertrofia. Un estímulo flojo no será efectivo. Se debe realizar un entrenamiento de fuerza, dosificado y planificado en función de una intensidad, volumen y frecuencia de entrenamiento adecuados según la persona, llevando estrategias apropiadas y efectivas, fijadas por un profesional calificado.

Se debe trabajar con peso, independientemente de que sean pesos libres, el propio peso corporal o, incluso, ligas de resistencia. Además, el peso o resistencia utilizada debe ser lo suficientemente intensa. Si se trabaja con un peso tan bajo que es posible realizar más de 20 repeticiones seguidas, no estaríamos generando un estímulo óptimo para el aumento de la masa muscular. De la misma manera que, si se trabaja con un peso tan alto que no es posible realizar más de 1 o 2 repeticiones seguidas, tampoco estaríamos generando un estímulo óptimo para el aumento de la masa muscular. Más peso significa más intensidad y más series/repeticiones significan más volumen de entrenamiento. Debe existir una combinación adecuada de ambas.

Una intensidad adecuada para el aumento muscular permitiría el desarrollo de series en las que se pueda realizar entre 5 y 15 repeticiones al fallo muscular, es decir, que no sea posible seguir haciendo más repeticiones. Esto puede variar según el caso. Existen rutinas para el incremento de la masa muscular que trabajan con intensidades aún mayores, y otras con intensidades aún menores.

Un volumen adecuado de entrenamiento para el aumento muscular debe permitir que se realicen también aproximadamente entre 4 y 16 series por grupo muscular por sesión de entrenamiento, dependiendo del caso, llevándolas a cabo con la intensidad descrita anteriormente.

Una frecuencia de entrenamiento adecuada para el aumento muscular, debe permitir que se entrene cada grupo muscular del cuerpo con un mínimo de una vez por semana y un máximo de 3 veces por semana, respetando siempre el descanso mínimo de 48h por grupo muscular luego de cada sesión de entrenamiento. La frecuencia ideal también va a depender de la intensidad y volumen de cada sesión de entrenamiento. De forma general, si el daño causado a las fibras musculares es muy fuerte en cada sesión de entrenamiento, se requerirá más tiempo de las 48h de descanso antes de volver a entrenar el mismo grupo muscular. Si el daño causado a las fibras musculares no es tan fuerte, se puede considerar suficiente un descanso de 48h del grupo muscular.

Protocolos y esquemas de entrenamiento

Existen diferentes protocolos y esquemas de entrenamiento para el aumento de la masa muscular. No existe un entrenamiento único y definitivo para este objetivo. Cada esquema tiene su propia combinación de las variables de intensidad, volumen y frecuencia, haciendo que incluso se recomiende alternarlos para maximizar los resultados al generar diversos estímulos para la adaptación muscular. A continuación, veremos algunos de ellos.

Esquema Weider

Es el método clásico culturista más conocido y empleado en todos los gimnasios a nivel mundial. Incluso, suele ser también el único conocido por muchas de las personas que asisten regularmente a los gimnasios.

El esquema Weider, generalmente y sin entrar en detalles, variaciones ni modificaciones, es el trabajo con pesas que combina una intensidad de trabajo moderada, con un alto volumen y una baja frecuencia, separando un grupo muscular diferente para cada sesión de entrenamiento e incluyendo siempre tanto el trabajo con multiarticulares como con monoarticulares. Es decir, se entrena con pesos pesados (pero no tan pesados), que permiten realizar, generalmente, entre 8 y 12 repeticiones al fallo muscular por cada serie, con entre 2 y 4 ejercicios por grupos musculares grandes (multiarticulares) y 1-3 ejercicios por músculos más pequeños, de forma aislada (monoarticulares), a 4 series por ejercicio. Esto, obviamente, está sujeto a modificaciones de acuerdo al caso.

Al trabajar un grupo muscular diferente por día, se permite un entrenamiento de mucho trabajo para el grupo muscular que toque cada día, causando bastantes microrupturas en las miofibrillas de las fibras musculares, haciendo que requieran un descanso mayor a las 48h mínimas recomendadas. Sin embargo, eso no genera problema porque la frecuencia en este esquema es baja, ya que se entrena cada grupo muscular entre 1 y 2 veces por semana.

La separación de los grupos musculares más habitual suele ser: un día para piernas, un día para pectorales y tríceps, un día para espalda y bíceps, y un día para hombros y abdominales. Aunque esto puede variar según el caso. De esta manera, ya se ocuparían 4 de los 7 días de la semana, dejando un quinto día alternativo para repetir el grupo muscular de preferencia para la persona y 2 días de descanso absoluto.

Este esquema de entrenamiento ha demostrado ser excelente para la hipertrofia muscular, sin tanto enfoque en la fuerza.

Esquema Torso-Pierna

Es otro de los métodos de entrenamiento más comunes, conocidos y también efectivos. A diferencia del esquema Weider, no se separan todos los grupos musculares por día de entrenamiento. Se entrena todo el torso (tren superior) en la misma sesión de entrenamiento y al día siguiente se entrena todo el tren inferior (pierna), de manera que el entrenamiento de piernas sirve de descanso para el torso y el entrenamiento del torso sirve de descanso para las piernas.

En este esquema, generalmente, se manejan intensidades mayores que con el esquema Weider, es decir, pesos mayores, que generalmente no permiten realizar más de 6 repeticiones por serie, aunque esto puede variar según las modificaciones que se apliquen a cada caso.

El volumen de entrenamiento suele ser menor que el del esquema Weider. Es decir, menos series y repeticiones totales.

La frecuencia de entrenamiento es mayor que con el esquema Weider. Se entrena entre 2 y 3 veces por semana cada grupo muscular. Por ejemplo, lunes torso, martes piernas, miércoles torso, jueves piernas, viernes torso, sábado piernas, domingo descanso. Esto también puede variar según el caso.

Generalmente, con este esquema de entrenamiento, se omiten los ejercicios monoarticulares, o al menos el enfoque principal siempre está con los ejercicios básicos mularticulares como: sentadillas, peso muerto, lunges, dominadas, remos, press banca, fondos en paralelas, entre otros. Podrían incluirse algunos monoarticulares como complemento, pero no son la base ni el enfoque principal de la rutina de entrenamiento.

Este esquema ha demostrado ser excelente tanto para la hipertrofia como para la fuerza muscular, sin enfoque especial en ninguna de las dos.

Esquema Full-Body

El entrenamiento fullbody es uno de los menos conocidos. A diferencia de todos los demás esquemas, no se separan los grupos musculares en días diferentes de entrenamiento. Se entrena todo el cuerpo en una misma sesión de entrenamiento.

Generalmente, con este esquema de entrenamiento, se omiten por completo los ejercicios monoarticulares. El enfoque va al 100% en ejercicios básicos multiarticulares: sentadillas, peso muerto, lunges, dominadas, remos, press banca, fondos en paralelas, entre otros.

La intensidad de entrenamiento en este esquema suele ser alta, el volumen bajo o moderado y la frecuencia por grupo muscular alta. Es decir, entrenamientos con cargas pesadas que no permitan realizar más de 6 repeticiones por serie, con pocas series por grupo muscular, generalmente 3 veces por semana, permitiendo el descanso mínimo de 48h antes de volver a entrenar cada grupo muscular que, en este caso, son todos.

Al entrenar todos los grupos musculares en una misma sesión de entrenamiento, no se puede entrenar con un alto volumen de trabajo por grupo muscular. Implicaría entrenamientos demasiado largos y extenuantes que no son factibles y además pueden ser contraproducentes. En este sentido, se reduce el volumen total de trabajo, pero aumentando la intensidad de lo realizado.

Este entrenamiento ha demostrado ser excelente para el aumento de la fuerza, sin tanto enfoque en la hipertrofia muscular.

Alternación de los esquemas de entrenamiento

Se suele recomendar alternar cada cierto tiempo, por ejemplo, cada 2, 3, 4, 5 o 6 meses, los esquemas de entrenamiento, aunque esto puede variar según el caso. No solamente por representar un estímulo diferente que generaría nuevas adaptaciones en las fibras musculares, sino porque también se complementan entre sí.

Si el objetivo es la hipertrofia muscular, sin importar la mejora de la fuerza, el esquema Weider podría ser la alternativa más adecuada en primera instancia. Sin embargo, luego de un tiempo, alternar con un esquema de entrenamiento como el fullbody, que mejore la fuerza, será beneficioso porque luego, al retomar nuevamente el esquema de entrenamiento Weider, se podrá trabajar nuevamente la hipetrofia con máxima prioridad, pero con mayores pesos, ya que ha habido un aumento de la fuerza en el esquema anterior fullbody, permitiendo mayores ganancias musculares.

Lo mismo ocurre al revés. Si el objetivo es el aumento de la fuerza, sin importar el aumento de la masa muscular, un entrenamiento fullbody puede parecer idóneo en primera instancia. Sin embargo, luego de un tiempo, alternar con un esquema de entrenamiento que priorice la hipertrofia, como el Weider, puede ser beneficioso ya que luego, al retomar el entrenamiento de fuerza fullbody, habrá una mayor base muscular que podría generar aún más fuerza. Es decir, más masa muscular que puede activarse y reclutarse para cada esfuerzo. Si el cuerpo está bien entrenado y es eficiente para reclutar un alto % de las fibras musculares, si estas fibras tienen un mayor tamaño, la fuerza generada será mayor. El efecto de aumentar la masa muscular y mejorar la capacidad de reclutarla, es sinérgico.

Es importante tener en cuenta que tanto el esquema Weider, como el esquema Torso-Pierna y el Fullbody generan ganancias musculares (hipertrofia) y de fuerza, solo que cada uno con un enfoque mayor en cada objetivo.

Descanso

El descanso suficiente y adecuado es fundamental. Sin ello, no hay progreso. Recordemos que el entrenamiento es solo el estímulo y la alimentación solamente crea el ambiente ideal para que el crecimiento muscular ocurra en el descanso, principalmente cuando se duerme.

Mantenerse desestresado, durmiendo 8h diarias como mínimo, es un punto extremadamente importante si se desea aumentar la masa muscular, ya que así permitimos una óptima reparación de las microrupturas en las miofibrillas de las fibras musculares generadas en el entrenamiento.

Principio de sobrecompensación

El aumento de la masa muscular ocurre de forma similar que la mejora de la condición física, a través del principio de sobrecompensación.

En cada sesión de entrenamiento se generan microrupturas en las miofibrillas de las fibras musculares, que luego en el descanso serán reparadas por los nutrientes aportados por la dieta. Esta recuperación no deja a las fibras musculares en el mismo punto inicial antes del entrenamiento, sino que las va volviendo cada vez más grandes y fuertes con cada sesión de entrenamiento seguida de una sesión de recuperación, generando una sobrecompensación más allá de su punto inicial, siempre y cuando la dieta y el descanso sean los adecuados, claro está. Es por ello que el descanso es tan importante. No permitir un descanso suficiente no permitirá que ocurra la sobrecompensación, que básicamente es la ganancia muscular.

Estancamiento y sobrecarga progresiva

El cuerpo es una máquina increíble de adaptación. Siempre tratará de adaptarse al estímulo que se le dé. El entrenamiento físico no es la excepción.

Al principio, cuando se empiezan a realizar ejercicios de fuerza, ocurrirán adaptaciones a ello, como el aumento de la fuerza y de la masa muscular. Esto es positivo, claro, pero si se mantiene el mismo entrenamiento luego de un tiempo (generalmente 8-12 semanas), dejarán de ocurrir estas adaptaciones, es decir, ya no habrá más ganancia muscular y de fuerza, cayendo en estancamiento. Pero claro, ¿por qué habría de haberlas? Ya el cuerpo se adaptó a ese entrenamiento aumento su fuerza y su masa muscular. Ya está adaptado. ¿Qué otra razón tendría para seguir construyendo masa muscular o aumentando su fuerza?

Es por ello que debemos introducir pequeños ajustes periódicamente en el entrenamiento para mantener siempre al cuerpo adaptándose a nuevos estímulos. Esto no quiere decir cambiar el entrenamiento todas las semanas ni todos los meses. Esto quiere decir evaluar los avances que se vayan teniendo de forma estratégica para poder identificar los puntos de estancamiento y, allí, introducir los cambios.

También es importante destacar que introducir ajustes para nuevos estímulos que generen nuevas adaptaciones no significa cambiar los ejercicios. Mucha gente piensa que con cambiar unos ejercicios por otros el trabajo está hecho y realmente no funciona así. Lo que hay que cambiar o aumentar son las variables de intensidad, volumen y frecuencia de entrenamiento, independientemente de los ejercicios escogidos. De hecho, los mejores y más efectivos ejercicios para el aumento muscular siempre serán los mismos. Se pueden introducir modificaciones, claro, pero los básicos multiarticulares más efectivos siempre serán los mismos y siempre veremos a los grandes atletlas realizándolos, sin importar su nivel.

Introducir cambios en intensidad significa aumentar los pesos con los que se trabaja, generando sobrecargas progresivas que mantengan al cuerpo siempre adaptándose a un nuevo estímulo. Se aumenta la carga, se permite el cuerpo se adapte, luego se vuelve a aumentar, y así progresivamente.

También se pueden introducir cambios en volumen, aumentando el trabajo total realizado en el entrenamiento, aumentando las series totales o aumentando las repeticiones de cada serie de cada ejercicio, considerando que como hubo progreso ahora hay más fuerza, por lo que se puede trabajar con la misma carga anterior con un par de repeticiones adicionales.

Estos ajustes incrementales también generarían adaptaciones positivas en el músculo.

Sobreentrenamiento y cortisol en la ganancia muscular

Como vimos en los capítulos anteriores, el sobreentrenamiento es una de las causas más comunes del estancamiento, ocasionando además posibles retrocesos en el proceso.

No se debe entrenar más de la cuenta. Generar más microrupturas en las miofibrillas de las fibras musculares no siempre significa más progreso. Si se genera un daño mayor del que sea posible reparar, o del cual se dispongan nutrientes suficientes para ello, no se permitirá una recuperación adecuada ni el aumento muscular deseado. Además, el cuerpo tiene un límite de la masa muscular que es capaz de construir cada día, cada semana y cada mes. Darle estímulos más fuertes de los que es capaz de manejar podrían desencadenar pérdidas musculares.

Recordemos también que el entrenamiento físico es una actividad desgastante, estresante, que genera cortisol. Un entrenamiento más agotador de lo debido generará excesos de cortisol que podrían opacar el estado anabólico requerido para el aumento muscular. Debemos mantenernos siempre lo más anabólicos y lo menos catabólicos posible.

Capítulo 5. Cómo mantenerte

Dieta de mantenimiento

Una dieta para mantener el peso y la composición corporal sin variaciones, debe aportar las mismas calorías de las gastadas diariamente. Es decir:

Ingesta calórica = Gasto calórico

Además de ello, también debe estar distribuida de forma adecuada en cuanto a macronutrientes (proteínas, carbohidratos y grasas), en función de la persona y su actividad física, así como también aportando suficientes micronutrientes y fibra.

El aporte de proteínas y de grasas se debe mantener en los mismos rangos recomendados que para pérdida de grasa y para ganancia muscular. Lo que debe variar son los carbohidratos y las calorías totales, hasta cumplir el requerimiento total diario.

Una dieta en la que se ingieran las mismas calorías de las gastadas al día que no lleve un balance adecuado, podría generar efectivos negativos en la composición corporal a pesar de mantener el mismo peso. Por ejemplo, si se requieren 2000 Kcal al día para mantenerse y no se distribuyen de forma adecuada, sino que todas provienen de carbohidratos, generaría pérdida de masa muscular y ganancia de grasa corporal, manteniendo un mismo (o muy similar) peso total, pero con menos peso de músculo y con más peso de grasa, aumentando la flacidez, disminuyendo la definición y tonificación muscular, empeorando la condición física y la salud.

Entrenamiento de mantenimiento

El mejor entrenamiento para mantener la masa muscular, la fuerza, las aptitudes cardiovasculares y la condición física general, debe combinar ejercicios de fuerza multiarticulares con ejercicios cardiovasculares de diferentes intensidades. Los ejercicios monoarticulares no son necesarios, pero si se desean incluir, es perfectamente válido. Por ejemplo, el trabajo con pesas, llevando el esquema de entrenamiento de preferencia de la persona, combinado con algunas sesiones de ejercicios cardiovasculares variando las intensidades, entre 3 a 6 veces por semana.

Se recomienda no combinar en una misma sesión de entrenamiento ejercicios de muy alta intensidad, estilo HIIT (High Intensity Interval Training – Ejercicio a Intervalos de Alta Intensidad), con el trabajo con pesas, ya que ambas actividades son de alta intensidad y podrían generar sobreentenamiento, lesiones, o simplemente no rendir al 100% en ninguna de las dos. Recordemos que cuando se trabaja a alta intensidad no se puede trabajar también a un alto volumen.

Lo ideal sería combinar una actividad de alta intensidad con una actividad de baja a moderada intensidad. Por ejemplo, una sesión de pesas de 30 a 60 minutos, seguida de una sesión de ejercicios cardiovasculares a baja o moderada intensidad de 30 a 60 minutos adicionales. La duración y la exigencia del entrenamiento va a variar en función de la persona y su condición física. Adicionalmente, se pueden realizar sesiones de cardiovasculares de alta intensidad en días diferentes, en los que no se trabaje con pesas.

Descanso en mantenimiento

Al igual que para la pérdida de grasa, la ganancia de masa muscular o simplemente el óptimo funcionamiento del organismo, descansar bien y suficiente es algo fundamental. Dormir al menos 8h diarias de calidad es sumamente importante para permitir que el cuerpo se recupere y esté listo para poder rendir de nuevo al 100% en el próximo entrenamiento, además permitiendo estar en un balance hormonal y equilibrio metabólico adecuado que permita mantener las funciones corporales óptimas.

Recomendaciones generales

Cocina adecuadamente

Cocina siempre a la plancha, al horno, al vapor, en la freidora de aire o hirviendo en agua los alimentos. Evita frituras, éstas aumentan muchísimo el aporte calórico de las comidas al elevar su contenido de grasas, las cuales además han sido dañadas al someterlas a altas temperaturas. Además, en muchos lugares no solamente fríen en aceite los alimentos, sino que reutilizan el aceite con el cual ya se ha cocinado otras veces, volviéndose algo aun peor para la salud. Cuando se fríen los alimentos en aceites vegetales comunes, se generan compuestos tóxicos para el organismo que además han demostrado ser cancerígenos. Esto sin mencionar sus efectos negativos sobre los niveles de colesterol en el organismo.

Si vas a emplear aceite para que no se adhiera la comida a la sartén, utiliza aceite de oliva y sin exceso. Es el más estable a altas temperaturas. Mantiene sus propiedades nutricionales, además de ser grasas monoinsaturadas, excelentes para la salud.

Mide las porciones

No solamente importa qué comes, sino también cuánto y en qué balance de acuerdo a lo que tu cuerpo necesita, tanto por sus propias características como por tus objetivos. Debemos mantener un balance adecuado en las porciones de los alimentos que ingerimos, evitando excesos de todo tipo, por muy saludables que sean. Todo exceso calórico se almacenará como grasa corporal, por ello es fundamental llevar control sobre el tamaño o peso de las porciones de cada alimento en la dieta diaria.

No creas en todo lo que lees, indaga en la ciencia

Muchas empresas utilizan verdades para hacerte pensar mentiras. Es decir, te dicen cosas que son ciertas, pero que hacen que termines creyendo (en tu mente) algo que no lo es, para que termines comprando lo que sea que te estén vendiendo.

Por ejemplo, para venderte un producto de proteínas, te dicen que las proteínas son las que construyen al músculo, lo cual es cierto, pero el hecho de que te tomes un producto de proteínas no hará que construyas músculo automáticamente, porque no funciona así. Sin embargo, eso fue lo que pensaste y, obviamente, no te lo dirán. Eso fue lo que concluiste en tu mente tú mismo(a), influenciado por las técnicas de marketing que emplean estas empresas para que termines comprando.

Por esto, no debemos creer ciegamente en todo lo que leemos en Internet, por muy serio que parezca. Debemos buscar las respuestas siempre en la ciencia.

No confundas un cuerpo musculoso con conocimiento

Existen dos motivos por los que no debes confundir un cuerpo musculoso con conocimiento. El primero, es que en muchos casos el desarrollo muscular fue logrado con el uso de sustancias anabólicas nocivas para la salud y no realmente con conocimiento. Preocúpate más por la preparación académica que realmente tenga la persona, y no por sus músculos.

Un cuerpo musculoso logrado de forma natural es el reflejo de conocimiento y una excelente salud.

Un cuerpo musculoso logrado con esteroides es el reflejo de una salud totalmente deteriorada, con una bomba de tiempo interna que en cualquier momento pasará factura.

El segundo motivo, es que la gente suele confundir al atleta con la mente que está detrás del mismo. En la mayoría de los casos, la persona que tiene mayor conocimiento no es la que tiene el mejor desempeño, el mejor rendimiento, ni el cuerpo más musculoso y definido, sino la que asesora a los atletas que sí compiten, que sí tienen un alto rendimiento, que sí se desempeñan a un alto nivel y sí tienen un cuerpo musculoso y definido, porque estudió para eso.

No es el fisicoculturista más musculoso y definido el que tiene más conocimiento en el fitness, sino el grupo de profesionales que lo asesoran, que estudiaron las ciencias involucradas en el área, como la nutrición, fisiología neuromuscular, biomecánica, entrenamiento físico, entre otras. De la misma manera que no es el futbolista activo el que tiene el mayor conocimiento sobre fútbol, sino su director técnico, su coach, su entrenador, el cual ni siquiera juega en la cancha.

Cómo endulzar

No utilices azúcar de mesa, azúcar panela, azúcar morena ni miel para endulzar. Todos son azúcar y causan el mismo efecto en el organismo, a pesar de que unos sean más naturales que otros y parezcan ser más saludables. En su lugar, utiliza siempre stevia para endulzar lo que gustes. Es una planta que endulza, sin aportar azúcar ni calorías, totalmente saludable.

Desde el punto de vista de la salud y del fitness, no tiene sentido que endulces con azúcar cuando puedes emplear otras alternativas perfectamente saludables como la stevia. Es un cambio sencillo que simplemente consiste en sustituir un producto por otro, sin notar diferencia. No hay que invertir más tiempo, ni esfuerzo, ni nada. Es solo cambiar una cosa por otra. Un pequeñísimo y sencillísimo cambio que genera una gran diferencia. Ponte a pensar en la cantidad de azúcar que comes diariamente sin necesidad y el daño que te haces con ello, no solo a tu apariencia sino también a tu salud, que puedes evitar simplemente con esta sustitución.

Conocimiento + Acción = Resultados

De nada te sirve esforzarte mucho entrenando y creyendo que comes saludable, si no tienes idea de lo que estás haciendo realmente. De la misma manera que tampoco te sirve de nada tener todos los conocimientos necesarios, si no tomas acción para ponerlos en práctica.

Todo se trata de saber hacer las cosas y, pues, hacerlas. Se debe tener un plan claro de lo que se tiene que realizar y ejecutarse.

No se trata de trabajar duro, sino inteligentemente

Imagínate que alguien en una isla desierta, sin automóvil ni motocicleta, debe mover 10 sacos de arena de 35 Kg cada uno, de un lugar a otro, situados a 10 Km de distancia.

Si la persona se lo toma con mucha flojera y no se esfuerza casi, ni hace casi nada al respecto, podría tardar meses.

Si la persona se lo toma con muchas ganas y se esfuerza al máximo cargándolo uno por uno, podría tardar 10 o 15 días.

Pero… Si la persona se toma un día para pensar, crear un plan y fijar una estrategia, podría emplear un día completo diseñando y construyendo alguna especie de carrito con ruedas, que le permita cargar los 10 sacos en un solo viaje, habiendo terminado de llevarlos todos en 2 o 3 días.

Lo mismo pasa con el cuerpo. No se trata de entrenar duro, a lo loco, sin sentido, sin plan, sin orientación, sin saber lo que se está haciendo, simplemente hasta agotarse, creyendo que todo se trata de cansarse, porque eso es lo que mandan a hacer muchos entrenadores, con su famoso lema de "no pain no gain", que en español significa "sin dolor no hay recompensa", el cual carece de todo sentido. Así no se logran resultados. Lo único que logras es agotarte. No hace falta estudiar nada para mandar a la gente hacer cualquier cosa que canse. Cualquiera puede llevarte al límite y hacer que te agotes, pero no cualquiera puede hacer que logres resultados y, además, sin necesidad de someterte a actividades que te lleven al límite del dolor y del sufrimiento, como si se tratara de una academia militar donde tienes que aprender a soportar el dolor. Es absurdo, ni que fueras a ir a la guerra.

No se trata de trabajar duro, sino de trabajar inteligentemente. Se trata de saber lo que tienes que hacer y hacerlo. Más nada.

Explicando los mitos y falsas creencias del Capítulo 1

En esta sección te voy a explicar por qué son falsos cada uno de los mitos y creencias de gimnasios, mencionados anteriormente en el capítulo 1.

- **Comer grasa te hace almacenar grasa:** FALSO. Una cosa es la grasa que comes y otra es la que almacenas (grasa corporal). Lo que te hace ganar grasa es exceder las calorías/macronutrientes que diariamente necesitas.

- **Los alimentos integrales no engordan:** FALSO. Los alimentos integrales solo son una alternativa generalmente menos calórica que las versiones originales, con un poco más de fibra. Esto no implica que no puedan hacerte almacenar grasa. Eso depende de otros factores. Todo exceso calórico se almacenará como grasa corporal.

- **Sudar es quemar grasa:** FALSO. No hay implicaciones. Primero, la grasa no se quema, se oxida. Segundo, la sudoración no es más que un mecanismo de auto-regulación de la temperatura corporal. Sudas porque tu temperatura se eleva, lo cual puede producirse por el ejercicio físico o por la temperatura ambiental. Puedes estar gastando calorías y perdiendo grasa tanto sudando, como sin sudar.

- **Los alimentos light no engordan:** FALSO. Lo que te hace engordar es tener un exceso calórico, sea con alimentos light o no. La única forma de que un alimento light no tenga ninguna forma de llevar a representar un exceso calórico, es que no aporte calorías.

- **Comer pollo a la plancha con ensalada adelgaza:** FALSO. No existen alimentos que tengan la facultad de hacerte engordar o adelgazar automáticamente.

- **La grasa se puede eliminar de forma localizada:** FALSO. La grasa se elimina uniformemente, a través del déficit calórico en la dieta.

- **Las fajas abdominales te hacen reducir grasa abdominal.** FALSO. La única forma de reducir la grasa corporal es mediante una dieta adecuada y actividad física. Lo único que hacen las fajas es generar una compresión tan fuerte, que obligan a los órganos del cuerpo a redistribuirse internamente, generando ese efecto de "moldeado" que nada tiene que ver con la grasa corporal y además puede ocasionar problemas a la salud.

- **Perder peso significa perder grasa:** FALSO. El peso total es la suma de diferentes tejidos que pesan de forma individual, como la masa muscular, masa de grasa, huesos, órganos, etc. Se puede haber perdido peso de músculo sin haber perdido peso de grasa.

- **Necesitas hacer ejercicios cardiovasculares para adelgazar:** FALSO. Lo que decide si pierdes grasa o no, es la dieta, a través del déficit calórico. La actividad física solo va a potenciar su efecto.

- **Necesitas hacer ejercicio para adelgazar:** FALSO. Nuevamente, lo que decide si se pierde o no se pierde grasa, es la dieta. La actividad física ayuda al proceso, pero no es lo que lo determina.

- **Hacer pesas, si tienes sobrepeso, hace que se endurezca la grasa:** FALSO. La grasa no se endurece ni se afloja. El efecto de grasa endurecida no es más que el reflejo de un elevado porcentaje de grasa corporal en combinación con cierto desarrollo muscular. Es decir, una gran masa muscular tapada por una gruesa capa de grasa.

- **La grasa se convierte en músculo y viceversa:** FALSO. Son tejidos diferentes y ninguno se convierte en el otro.

- **Hay alimentos, como la leche de almendras y la quínoa, que no engordan porque son fitness:** FALSO. No existen alimentos que tengan la facultad automática de hacerte adelgazar, engordar, definir, tonificar, ganar músculo, ni nada por el estilo.

- **Hay proteínas para aumentar músculo, para adelgazar, para definir y tonificar:** FALSO. Las proteínas son las mismas, sea el objetivo que sea. El pollo es el mismo pollo, el pescado es el mismo pescado, los huevos son los mismos huevos. Son las mismas proteínas y aplican para cualquier objetivo. Lo que existen son suplementos de proteínas y otros macronutrientes, diseñados para un objetivo en particular. Eso sí, pero tampoco tienen la facultad automática de hacerte ganar músculo, ni adelgazar, ni definir, ni tonificar. Eso no depende de que tomes un suplemento u otro. Depende de tu dieta, tu entrenamiento y descanso.

- **Si buscas adelgazar, entonces tu suplemento de proteína debe ser 0 carbohidratos:** FALSO. Igualmente, en plan de pérdida de grasa, existe un requerimiento diario de carbohidratos que se debe cumplir, que puede rondar fácilmente entre 100g y 200g al día. Si la medida de proteína a ingerir aporta 1g-5g de carbohidratos, no afecta en nada el progreso. Simplemente se debe contabilizar dentro del requerimiento diario. No pasa absolutamente nada.

- **Si eres mujer y haces pesas, te pondrás musculosa como un hombre:** FALSO. Los niveles de testosterona que permiten este desarrollo muscular en los hombres, son naturalmente muy bajos en mujeres. No hay forma en la que una mujer pueda desarrollar la misma masa muscular que un hombre por mucho peso que alce durante años, a menos que tenga un sistema hormonal fuera de lo normal, o utilice sustancias anabólicas nocivas para la salud.

- **Los carbohidratos en la noche engordan:** FALSO. Los carbohidratos en la noche aportan las mismas calorías que en la mañana o en la tarde. Lo que te hace almacenar grasa es ingerir más calorías de las que gastas al día. Este mito ha tomado popularidad porque normalmente, con los hábitos desastrosos de alimentación que suele llevar mucha gente, ya para tempranas horas de la tarde han alcanzado el tope del requerimiento nutricional-calórico diario, haciendo que cualquier cosa que se coman en la noche, al representar un exceso, les haga engordar. Pero no es el hecho de comer carbohidratos en la noche lo que hace almacenar grasa. Es el exceso, sea de día o de noche.

- **El ayuno intermitente adelgaza:** FALSO. Lo que te hace adelgazar es la dieta, es decir, el total de proteínas, carbohidratos, grasas y calorías que ingieres diariamente. El ayuno intermitente no es una dieta, sino una forma de llevar la dieta, con sus pros y sus contras, pero adelgazar no depende de ello. Si tienes un exceso calórico diario con o sin ayuno intermitente, ganarás peso. Si llevas un déficit calórico diario con o sin ayuno intermitente, perderás peso.

- **Hacer abdominales reduce el abdomen:** FALSO. La grasa no se elimina localizada sino uniformemente, a través de la dieta.

- **Hacer abdominales define el abdomen:** FALSO. Los músculos no cambian su forma, ni se definen. Los músculos siempre tienen la misma forma definida por naturaleza. Qué tan definidos se vean es otra cosa y depende de la capa de grasa que los cubra. En este sentido, para definir simplemente se debe reducir el porcentaje de grasa corporal, el cual se disminuye uniformemente y no localizado, a través de la dieta.

- **Muchas repeticiones con poco peso definen el músculo:** FALSO. Por la misma razón del punto anterior.

- **Debemos usar cinturón todo el tiempo cuando alzamos pesas:** FALSO. El cinturón solo debe utilizarse cuando se empleen pesos muy pesados, con los que no somos capaces de hacer más de 1-3 repeticiones, para protegernos de lesiones. Más nada. Si usamos todo el tiempo con cinturón cuando trabajamos con 8, 10, 12, 15 o más repeticiones, no estamos permitiendo que se fortalezcan los músculos estabilizadores del torso/CORE/lumbares/espalda baja, conduciendo a desequilibrios y lesiones al mediano plazo.

- **Dormir es de flojos. Debemos madrugar y levantarnos a las 5:00 am para ir a entrenar:** FALSO. En el descanso es que ocurre el progreso. El entrenamiento es solo el estímulo y la alimentación solo crea el ambiente ideal para que el progreso ocurra en el descanso. Dormir 8h diarias es fundamental para poder estar en un balance hormonal y en un equilibrio metabólico adecuado que permitan al cuerpo funcionar óptimamente.

- **Lo que es saludable no engorda:** FALSO. Todo exceso calórico se almacena como grasa corporal.

- **Lo que es natural es saludable:** FALSO. Si bien es cierto que normalmente lo natural suele ser más sano, que algo sea natural no implica que sea saludable, así como algo procesado o artificial no necesariamente implica que no sea saludable. Se debe evaluar cada alimento y producto por separado. Hay alimentos naturales que no son saludables y alimentos procesados o productos químicos que sí lo son.

- **Lo que es natural no engorda:** FALSO. Todo exceso calórico se almacena como grasa corporal, sea natural o no.

- **Comer ensalada y jugos verdes adelgaza:** FALSO. No existen alimentos que tengan la facultad automática de hacerte engordar o adelgazar.

- **Tomar agua con limón en ayunas adelgaza:** FALSO. No existen alimentos ni productos ni combinaciones especiales que tengan la facultad automática de hacerte engordar o adelgazar.

- **Comer pizza, chocolate y hamburguesas engorda:** FALSO. No existen alimentos que tengan la facultad automática de hacerte engordar o adelgazar. Comer estos alimentos puede aportar muchas calorías, las cuales, en exceso, te harían almacenar grasa corporal, pero no hay implicaciones directas, porque si no hay exceso, no se almacena grasa.

- **Hay que beberse los huevos crudos en la mañana para ponerse musculoso:** FALSO. No existen alimentos que te hagan aumentar masa muscular automáticamente. Además, para que la proteína del huevo pueda ser aprovechada por el cuerpo humano en casi su totalidad, debe cocinarse.

- **Agregar huevos crudos a las merengadas caseras hace que ganes músculo:** FALSO. Por la misma razón del punto anterior.

- **La miel es un excelente sustituto del azúcar porque es natural:** FALSO. Aunque sea natural y parezca ser muy saludable, sigue siendo azúcar y causa lo mismo en el cuerpo que el azúcar blanco de mesa tradicional procesado.

- **La fructosa no engorda porque es el azúcar natural de las frutas:** FALSO. No hay implicaciones. Primero, no existen alimentos que engorden o adelgacen automáticamente. Todo exceso calórico se almacena como grasa corporal, sea natural o no, saludable o no. Segundo, que la fructosa sea el azúcar natural de las frutas tampoco implica nada. De hecho, el azúcar de mesa es sacarosa, la cual es mitad fructosa y mitad glucosa. Cuando comes azúcar blanco de mesa procesado, estás comiendo fructosa.